DE

L'ICTÈRE GRAVE

DANS LA CIRRHOSE ATROPHIQUE

PAR

M.-M. BLOCH

Docteur en médecine

NANCY

IMPRIMERIE NANCÉIENNE, 1, RUE DE LA PÉPINIÈRE

—

1880

DE

L'ICTÈRE GRAVE

DANS LA CIRRHOSE ATROPHIQUE

PAR

M.-M. BLOCH

Docteur en médecine

NANCY

IMPRIMERIE NANCÉIENNE, 1, RUE DE LA PÉPINIÈRE

—

1880

DE L'ICTÈRE GRAVE

DANS LA CIRRHOSE ATROPHIQUE

AVANT-PROPOS

L'ictère grave est considéré comme un des modes de terminaison excessivement rares de la cirrhose atrophique. Tous les auteurs s'accordent à le reconnaître. Nous avons eu l'occasion d'observer, presque coup sur coup, avec M. le professeur Bernheim, trois malades atteints de cirrhose atrophique, et qui ont succombé au milieu des accidents toxémiques décrits sous le nom d'ictère grave ; il existe dans la science quelques observations semblables : nous avons jugé utile de réunir ici tous ces documents et de tenter leur étude tant au point de vue anatomique qu'au point de vue clinique.

Heureux si nous obtenons la bienveillante approbation de nos maîtres !

Nous diviserons notre sujet en trois parties.

Dans notre première partie, nous exposerons rapidement l'histoire de la cirrhose de Laennec jusqu'à nos jours, puis, dans une étude aussi courte que possible, nous opposerons la cirrhose hypertrophique à la cirrhose atrophique.

Dans notre deuxième partie, après avoir rapporté les observations qui seront la base de notre travail, et d'après ces observations, nous décrirons les désordres anatomiques et les troubles cliniques, obser-

vés, nous considérerons tour à tour le diagnostic, le pronostic, l'étiologie, le traitement de l'affection qui nous occupe, et enfin notre troi-
sième et dernière partie sera consacrée à la pathogénie de l'ictère
grave dans la cirrhose atrophique ; dans ce chapitre, nous essayerons
de donner à tous les faits que nous avons observés une interprétation
aussi exacte que rationnelle et basée sur les idées qui règnent actuel-
lement dans la science.

Qu'il nous soit permis d'exprimer notre profonde reconnaissance à
M. le professeur Bernheim, qui a bien voulu nous diriger de ses conseils
dans notre travail, et qui a mis à notre disposition les précieuses res-
sources de sa bibliothèque.

Nous adressons aussi nos remerciements à M. Barabant, chef des
travaux d'anatomie pathologique, qui nous a prêté son concours si
obligeant dans nos recherches histologiques.

Merci, à notre ami, Edgard Visner, qui a mis à notre disposition son
temps et sa connaissance de la langue allemande.

PREMIÈRE PARTIE

ÉTUDE COMPARATIVE DES DEUX CIRRHOSES

La cirrhose du foie, aujourd'hui si bien connue, n'a cependant été décrite qu'au commencement de ce siècle ; il en est fait mention, il est vrai, dans les ouvrages de Morgagni et de Bichat (1) ; mais c'est seulement à partir de Laennec qu'elle a pris véritablement sa place dans le cadre nosologique.

Laennec (2) entendait par cirrhose « une espèce de production qu'on appelle squirrhe. » Il lui donnait le nom de cirrhose à cause de sa couleur. « A mesure que la cirrhose se développe, disait-il, le tissu du foie est absorbé et dans tous les cas un foie qui contient des cirrhoses perd de son volume au lieu de s'accroître. » Et plus loin il ajoutait que son développement dans le foie est une cause des plus communes d'ascite. Laennec disait vrai, mais il commettait une grande erreur en faisant de la cirrhose un squirrhe qui, se *développant aussi dans d'autres organes, finit par se ramollir comme toutes les productions morbifiques.* Ses successeurs Andral et Becquerel admettaient deux substances dans le foie, une blanche et une rouge, dont ils ignoraient complètement les fonctions, et le terme cirrhose signifiait pour eux l'évolution ultime de toutes les maladies dont pouvaient être frappées ces deux substances.

Quoiqu'il en soit, la cirrhose était née, et son existence anatomiquement et cliniquement était démontrée en France ; c'est en Angleterre qu'elle fut étudiée pour la première fois à l'aide d'instruments grossissants.

---

(1) Dernier cours d'anatomie pathologique recueilli par Béclard.
(2) *Traité d'auscultation,* 1819.

En 1833, Kiernan (1) dans un mémoire remarquable combattit l'hypothèse d'Andral et Becquerel, décrivit le premier la structure réelle du foie et démontra la véritable nature de la cirrhose ; ses résultats furent confirmés par les travaux de Carsvell (2), de Hallmann (3) de Velson, de Copland et on arriva à cette conclusion importante que la *cirrhose* n'était autre chose que l'*hyperphasie du tissu conjonctif interlobulaire*.

Plus tard, en 1853, M. le professeur Gubler (4) écrivait « la cirrhose est une hépatite interstitielle chronique avec rétraction du tissu conjonctif : ce tissu englobe les acini et les enveloppe, puis il se rétracte puisqu'il est identique au tissu de cicatrice. » Or cette rétraction s'exerçant sur les capillaires de la veine porte expliquait merveilleusement la production de l'ascite et le défaut d'ictère. A partir de ce moment les observations sur la cirrhose atrophique se succèdent rapidement ; un grand nombre de médecins et d'anatomo-pathologistes y consacrent leurs travaux.

L'histoire de la cirrhose hypertrophique est de date beaucoup plus récente. En 1849 et en 1856 Requin appela bien l'attention sur deux cas de cirrhose, dans laquelle le foie resta hypertrophié jusqu'à la mort, mais on ne songea pas à la décrire comme une maladie spéciale du foie, on en fit une variété de la cirrhose de Laennec, la variété hypertrophique, idée qui fut parfaitement admise par M. Gubler.

MM. Monneret et Jaccoud protestèrent bien dans la suite contre cette manière de voir ; mais il faut arriver jusqu'en 1871, année où parut le travail du docteur Paul Olivier (5), pour trouver la séparation complète de la cirrhose de Laennec. Paul Olivier fut le premier, en effet, qui proclama l'autonomie de la cirrhose hypertrophique et lui désigna ses caractères cliniques.

---

(1) Philosoph. transactions, 1833.
(2) Atlas, 1838.
(3) Berlin, 1839.
(4) Théorie la plus rationnelle de la cirrhose.
(5) *Union médicale*, 1871.

Mais la cirrhose atrophique n'était-elle pas la 2ᵉ période d'une lésion dont la cirrhose hypertrophique était la première, absolument comme dans le mal de Brigt pour les trois sortes de néphrites ? M. Becquerel défendit cette opinion sans pouvoir cependant l'affermir complètement et il est aujourd'hui établi, jusqu'à présent du moins, que la cirrhose hypertrophique constitue une maladie spéciale du foie.

D'ailleurs nous pouvons affirmer que si l'hypertrophie qui doit précéder l'atrophie existe, ce n'est jamais qu'une hypertrophie légère, et généralement non constatée par la clinique (1); mais encore une fois, dans la variété de cirrhose hypertrophique, le foie reste hypertrophié jusqu'à la mort du malade ; c'est ce qui résulte des recherches récentes de Cornil (2), de Hayem (3), et de Hanot (4), qui a réuni dans une excellente monographie le tableau complet de la maladie avec ses lésions et ses symptômes caractéristiques ; cette monographie est fondée sur une quinzaine de cas.

Ces considérations préliminaires un peu longues étaient néanmoins nécessaires pour aborder fructueusement l'étude comparative des deux cirrhoses ; et dès maintenant nous devons rechercher les raisons qui ont pu justifier la séparation de la cirrhose classique en deux variétés, la variété atrophique et la variété hypertrophique.

L'examen macroscopique du foie nous fournit tout d'abord des différences essentielles entre ces deux maladies ; dans la sclérose hypertrophique, en effet, cet organe présente dans la règle un poids et un volume considérable ; les poids relevés dans cette cirrhose sont, en effet, d'après Charcot (5), de 2,850 gr. à 2,920 gr., et ces poids sont relatifs à des cas où la maladie avait duré 4 ans et 7 ans même ; dans la cirrhose atrophique, au contraire, le volume et le poids sont quelquefois réduits

(1) *Conférences cliniques* de M. Bernheim.
(2) *Archives de physiologie*, 1874.
(3) *Bulletin de la Société anatomique*, 1875.
(4) *Cirrhose hypertrophique avec ictère*, 1876.
(5) *Leçons sur les maladies du foie.*

au tiers du taux normal, ou même davantage; la moyenne de 960 gr. donnée par M. Fagge est, pour Charcot, au-dessous de la réalité. La forme générale de l'organe est également modifiée dans les deux cirrhoses ; dans la cirrhose hypertrophique, le bord du foie est tranchant, mais souvent la surface reste lisse, cependant on peut y voir se dessiner des proéminences, d'ordinaire peu volumineuses, tandis que dans la cirrhose atrophique, le bord du foie reste mousse, l'organe a une forme globuleuse, et présente constamment à sa surface des granulations de volume, de couleur variable, mais nous ne voulons pas insister plus longuement sur ces caractères macroscopiques que nous exposerons plus loin, nous savons déjà qu'il existe une opposition manifeste entre ces deux maladies et nous allons passer à l'étude des lésions microscopiques.

« La cirrhose atrophique, dit M. Charcot (1), est une *cirrhose annulaire*, en ce sens que les travées principales entourent à la manière d'un cercle continu la masse de substance hépatique appelée granulation ». De plus, ajoute le même auteur, « elle est *interlobulaire*, car la limite entre le parenchyme et les tractus fibreux est toujours nette. » Ainsi donc, dans cette cirrhose, un anneau conjonctif et rétractile se forme autour du lobule, mais jamais il ne pénètre dans le lobule lui-même ; ce qui est tout différent dans la cirrhose hypertrophique, où au contraire, le tissu conjonctif se produisant sur place, *par îlots, s'insinue dans la cellule hépatique elle-même, dissèque sa substance et devient ainsi intra-lobulaire.*

A côté de ces lésions, il en existe une autre spéciale à chaque cirrhose et qui joue un rôle prédominant dans la pathologie des deux maladies ; dans la cirrhose atrophique, cette lésion frappe les *vaisseaux de la veine porte* ; dans la cirrhose hypertrophique, c'est *le système des canalicules biliaires* qui est surtout en jeu. Voyons ce qui se passe dans la première, dans la cirrhose atrophique ; « les branches inter-

---

(1) *Leçons sur les maladies du foie.*

lobulaires de la veine porte, dit M. Cornil, sont entourées de cellules rondes, la paroi des veines présente elle-même des cellules rondes assez abondantes infiltrées dans la membrane externe ; dans l'îlot, le tissu conjonctif qui accompagne les capillaires est parcouru par les mêmes éléments. » Ceci s'observe dans les cas de cirrhose récente à tissu embryonnaire.

Qu'arrivera-t-il ? Les branches de la veine porte extra ou intra-lobulaires et les rameaux des artères hépatiques siégeant au milieu d'un tissu embryonnaire mou et récent, se laisseront considérablement dilater, et cette dilatation sera encore favorisée par l'augmentation de la pression due à la gêne circulatoire des capillaires intra-lobulaires.

Plus tard lorsque le tissu embryonnaire aura pris le type conjonctif, les parois des vaisseaux nombreux qui continuent à le parcourir seront formées uniquement par le tissu conjonctif voisin, et il en résulte que ce ne sont plus alors que des canaux dépourvus d'élasticité et de contractibilité ; alors, d'après Rindfleisch, l'artère hépatique dont la tension sanguine est la plus forte, se substitue à la veine porte dans ce tissu sclérosé, et continue à remplir les fonctions dévolues à cette dernière.

Dans la cirrhose hypertrophique, contrairement à ce qui se passe dans la cirrhose *annulaire* que nous pourrons aussi, dès à présent, nommer cirrhose *veineuse*, la lésion principale est limitée aux *canaux biliaires intra-hépatiques*.

Voici ce qu'on observe : sur les tractus fibreux qui séparent les îlots hépatiques, on voit un réseau de canalicules biliaires très net et très élégant, formant des mailles serrées dans toutes les bandes inter-lobulaires, et semblables par leur structure, leur membrane, leur revêtement épithélial aux canalicules normaux ; seulement au lieu d'un seul accompagnant chaque branche de la veine porte, c'est un réseau à mailles fines qui sont surtout dilatées ; de plus, on constate que les canaux volumineux laissent au centre du canal une cavité remplie de cellules desquamées, tandis que les petits canaux qu'on rencontre au fur et à mesure qu'on s'approche de la périphérie de l'acinus sont, au contraire, remplies de cellules allongées dans un sens et qui ferment leur lumière ; il y a donc non seulement *multiplication, création de canaux nouveaux*, mais encore *catarrhe des voies biliaires* avec *prolifération cellulaire nouvelle*, et les indices anatomiques de ce processus se rencontrent également autour des canaux.

Toutes ces découvertes sont dues aux recherches récentes de MM. Cornil (1), Hayem (2), Ranvier, etc.

Ces données ont encore été vérifiées expérimentalement pour l'une et l'autre cirrhose ; Solovieff (3) en pratiquant la *ligature de la veine porte* a pu voir de jeunes cellules dans les parois des veines, et dans une période plus avancée, il a constaté la présence du tissu fibrillaire dans ces mêmes points.

Dans la *ligature artificielle du canal cholédoque*, on constate également ment des phénomènes semblables à ceux que présente la cirrhose hypertrophique ; il est vrai, que ce sont surtout les canaux biliaires les plus volumineux qui sont affectés et que la lésion ne s'étend que secondairement aux conduits interlobulaires.

Mais, comme dit M. Charcot, quoique l'expérimentation ne reproduise certainement pas tout l'ensemble exact des phénomènes, on ne *peut s'empêcher de remarquer l'analogie frappante qui existe entre les faits produits artificiellement et les autres*.

Si nous voulions résumer les principaux traits de la situation, nous pourrions donc dire que la cirrhose atrophique est une cirrhose *annulaire* avec *production de tissu inflammatoire principalement limité autour des capillaires veineux de la veine porte*, c'est-à-dire avec *péripyléphlébite*, et que dans la cirrhose hypertrophique il y a surtout *dilatation et néoformation des canaux biliaires* avec *angiocholite* et *periangiocholite*.

---

(1) *Archives de physiologie.*
(2) *Bulletin de la Société anatomique de Paris.*
(3) *Centralblatt*, 1872.

Il nous sera facile maintenant de porter notre parallèle sur les symptômes fonctionnels que nous offrent ces deux cirrhoses, et nous verrons qu'il existe également un signe qui justifie leur division au point de vue clinique.

Dans la cirrhose atrophique, *un symptôme constant et précoce, c'est l'ascite* ; et rien de plus facile à concevoir, puisque nous avons vu que le système porte était le premier compromis, et comme la gêne circulatoire est grande, il y aura pour la même raison *tuméfaction de la rate* (la veine splénique étant tributaire de la veine porte), et développement d'*une circulation collatérale* ; mais il n'y aura pas d'*ictère*, car l'ictère se montre dans les maladies qui empêchent l'*excrétion de la bile* et non la *sécrétion*.

En effet, qu'un bouchon muqueux ou qu'un calcul biliaire obstrue le canal cholédoque, qu'un ganglion ou qu'un cancer comprime ce même canal, qu'une cicatrice se rétracte encore sur lui, il y aura obstacle au déversement de la bile dans l'intestin, il y aura par conséquent résorption du pigment biliaire et ictère ; mais les maladies qui atrophient le foie sans atteindre les voies biliaires, ne produisent pas d'ictère, et la cirrhose atrophique nous en offre un type remarquable, « un anneau scléreux et rétractile se forme autour du lobule hépatique, il l'enserre et l'étrangle en le comprimant de toutes parts ; il s'ensuit que les cellules hépatiques se déforment et subissent la dégénérescence graisseuse ; plus tard, leur destruction est complète. » (Strauss) (1).

Donc, dans cette maladie, comme dans toutes les autres qui atrophient le foie, les cellules seront détruites, la fabrication de la bile sera arrêtée et il n'y aura pas d'ictère ; sous ce rapport, on ne peut comparer le foie au rein ; le foie fabrique de toutes pièces la bile et il la fabrique aux dépens des matériaux que lui apporte le sang ; et rien d'étonnant à ce qu'on enlève le foie aux animaux sans produire d'ic-

---

(1) *Des ictères chroniques.*

M. B.   2

tère ; le rein n'est pas un organe sécréteur, ce n'est qu'un filtre chargé d'éliminer les principes plus ou moins toxiques qui forment l'urine et non de les créer ; et si on pratique son ablation, on déterminera les accidents qui seront dus à la rétention de ces produits dans le sang. *Il y a cependant un ictère qui se montre quand il y a suppression fonctionnelle du foie* ; c'est l'*ictère hémaphéique de Gubler* ; mais qui n'est pas un ictère proprement dit, car il a une origine *hématique* et non *hépatique*. Voici son mécanisme, d'après M. Gubler : à l'état normal, les globules rouges se détruisent dans le sang, et le produit de cette désintégration globulaire est charrié vers le foie, où il subit une série de transformations dont la dernière n'est autre chose que la matière colorante de l'urine et le pigment biliaire ; mais que la fonction du foie soit supprimée, qu'il y ait insuffisance hépatique pour une raison quelconque, la matière colorante du sang subira son élaboration dans le sang même, son produit s'éliminera par les reins et imprimera à l'urine les caractères nouveaux qui permettront de reconnaître cet ictère hématique de l'ictère dû au pigment biliaire. Qu'on prenne donc garde de se méprendre sur cette coloration jaune des tissus, et, pour assurer son diagnostic, on ne devra pas manquer de rechercher la réaction des urines (1). Cet ictère fait rarement défaut dans la cirrhose atrophique, et il se montre quand l'insuffisance hépatique dans cette maladie est arrivée à peu près à son développement complet ; mais, encore une fois, nous le répétons, le *véritable ictère* manque, tandis que c'est précisément *la présence de ce signe clinique* qui est l'élément principal du diagnostic de la cirrhose hypertrophique.

Dans celle-là, en effet, nous avons vu les canaux biliaires être le siège d'une angiocholite et d'une périangiocholite ; mais les *cellules hépatiques restent saines* et sont capables de présider jusqu'au bout à la sécrétion biliaire ; il s'en suivra que : « toute communication est in-

---

(1) On trouvera les réactions caractéristiques de l'hémaphéine dans la thèse de Strauss : *Des ictères chroniques*. D'ailleurs, nous en citerons quelques-unes plus loin.

terceptée entre l'appareil sécréteur et l'appareil excréteur de la bile, comme le témoigne la rétention et l'accumulation des matières colorantes biliaires dans le lobule » (Hanot) (1), on concevra donc qu'il y aura production d'un ictère intense, permanent, qui durera jusqu'au moment où l'ictère grave surviendra et tuera le malade ; car, c'est là le mode habituel de terminaison de la cirrhose hypertrophique.

Dans la cirrhose atrophique, au contraire, nous avons vu que c'était le symptôme ascite qui dominait la scène ; la mort arrivera donc au milieu des symptômes de l'*hydropisie générale ;* ou bien elle sera le résultat des accidents aigus qui viendront compliquer la cirrhose comme une péritonite, une gastro-entérite, une pneumonie, le plus souvent c'est le *catarrhe gastro-intestinal,* dû à la stase veineuse, ou une hémorrhagie intestinale qui reconnaît la même cause, qui mettront fin à la vie ; l'issue fatale peut encore arriver au milieu des symptômes d'épuisement, de cachexie, conséquence évidente d'une nutrition imparfaite et des perturbations profondes qu'a jetées dans l'organisme l'insuffisance de l'hématopoïèse et la suppression des fonctions désassimilatrice et glycogénique du foie.

En résumé, si nous nous plaçons maintenant au point de vue clinique, nous dirons l'*ictère* est le signe important, la base du diagnostic différentiel des deux cirrhoses ; et ce n'est pas tout : un autre signe réside encore dans le mode de terminaison de ces deux maladies : la cachexie ou les *désordres gastro-intestinaux* ou l'*hydrémie* terminent habituellement la scène dans la cirrhose atrophique, dans l'hypertrophique, c'est toujours ou presque toujours l'*ictère grave* qui survient à la fin de la maladie, éclate tout à coup et tue le malade.

Enfin, un dernier trait distinctif est encore fourni par *la durée* de la maladie, qui, dans la sclérose hypertrophique, laisse le malade vaquer à ses affaires, pendant 7 à 8 années et plus, tandis que la cirrhose atrophique, d'ordinaire, marche promptement et sans répit vers le terme fatal.

------

(1) *Cirrhose hypertrophique avec ictère.*

DEUXIÈME PARTIE

Nous venons d'opposer la cirrhose atrophique à la cirrhose hypertrophique ; nous avons vu que des différences autant anatomiques que cliniques séparaient ces deux formes morbides. Existe-t-il entre ces deux cirrhoses des formes intermédiaires analogues aux lésions rénales qui établiraient une transition entre le gros rein blanc et le petit rein rouge, granuleux, atrophique du mal de Brigt ? Nous n'avons pas à résoudre ici ces questions difficiles, qui ressortiront d'observations ultérieures ; d'ailleurs, nous ne croyons pas que l'heure où ces débats seront définitivement vidés, soit encore venue, et nous allons entrer complètement dans le sujet que nous avons pris à tâche de démontrer, c'est-à-dire l'histoire de l'ictère grave dans la cirrhose atrophique.

Nous avons vu, dans notre chapitre précédent, que l'issue fatale dans la cirrhose hypertrophique était déterminée ordinairement par les accidents cholémiques, et que cette *absence d'ictère grave* dans la *cirrhose atrophique* était précisément un des signes distinctifs de cette variété de cirrhose ; car quand les accidents redoutables surviennent à la fin de cette maladie, c'est l'exception, c'est la grande exception ; tous les auteurs sont unanimes à le reconnaître, et, pour justifier cette assertion, écoutons ces auteurs parler eux-mêmes sur ce point : « Rarement, dit Frerichs (1), la mort, dans la cirrhose atrophique, survient au milieu des accidents de l'acholie ; dans 3 cas seulement sur 36, j'ai observé ce mode de terminaison. » Murchisson (2) dit : « C'est un symptôme rare, et quand il survient, c'est un symptôme de mauvais présage. » L'auteur de l'article du Dictionnaire des sciences médicales

<hr>

(1) *Traité des maladies du foie et des voies biliaires.*

(2) Leçons cliniques sur les maladies de foie.

s'appuie sur la seule observation de Wunderlich et les trois cas de Frerichs, pour écrire : « le tableau des derniers jours peut être celui de l'ictère grave, avec la suffusion jaunâtre des téguments, les taches pourprées, etc., etc., » et il s'empresse d'ajouter : « ce mode de terminaison est remarquable. »

Enfin, dans ses magnifiques leçons faites à la Faculté de médecine de Paris, M. Charcot, après avoir établi le diagnostic différentiel des deux cirrhoses, s'exprime ainsi : « Un dernier trait distinctif est fourni par le genre de mort qui, dans la cirrhose hypertrophique, le plus souvent, peut être déterminé par le syndrôme ictère grave, *mode de terminaison tout à fait exceptionnel dans la cirrhose vulgaire.* »

Voilà donc une harmonie complète d'idées qui règne sur les auteurs, sur ce point de la science ; cette harmonie, nous allons essayer de la détruire ; tout le monde proclame, l'ictère grave, la terminaison *exceptionnelle* de la cirrhose atrophique, nous nous efforcerons de démontrer que cette terminaison n'est déjà pas si exceptionnelle qu'on veut bien le dire ; à l'appui de notre thèse, nous réunirons d'abord les observations qui sont éparses dans la science, qui sont au nombre de sept, puis nous rapporterons l'histoire de trois malades qui sont entrés dans le service de notre professeur, M. Bernheim, presque coup sur coup et qui, tous trois, ont présenté les accidents de l'ictère grave à la suite de la cirrhose atrophique. Nous aurons donc à notre disposition dix observations, qui serviront de base à notre travail.

Et d'abord, pourquoi l'ictère grave ne viendrait-il pas aussi bien compliquer la cirrhose atrophique que les autres affections du foie ? L'ictère grave, en effet, n'est plus considéré comme une entité pathologique, il a perdu complètement son autonomie ; il devient de plus un syndrôme, et un syndrôme commun à toutes sortes de maladies, tant spéciales au foie que généralisées à l'organisme entier ; et cette idée gagne tous les jours du terrain. L'ictère grave, comme type clinique spécial, avait été créé par Rokitansky et Budd qui l'avaient rattaché à une lésion particulière du foie, appelée atrophie jaune aiguë ; mais bientôt, non seulement des divergences d'opinion s'élevèrent sur la nature même de la maladie, mais encore dans certains cas beaucoup plus fréquents qu'on ne l'avait supposé, le foie ne présentait aucune altération ; ainsi, dans 7 cas sur 177, Frerichs n'a rencontré aucune lésion; M. Potain n'a jamais vu l'atrophie aiguë du foie ; M. Vulpian (1) ne l'a rencontrée qu'une seule fois sur 5 ou 6 cas d'ictère grave ; M. Bernheim (2) une seule fois également. Le plus souvent, au contraire, l'autopsie a révélé des lésions diverses, tantôt une cirrhose hypertrophique, tantôt une obstruction du canal cholédoque, soit par un simple catarrhe, soit par un calcul ; ou bien c'était un cancer de la tête du pancréas qui comprimait le canal cholédoque, ou encore, comme dans le cas récemment arrivé à M. Demange fils, c'était une stéatose du foie ; de plus, on sait que certains poisons, comme le phosphore et l'arsenic, et certaines fièvres miasmatiques, comme la fièvre jaune, engendrent rapidement des symptômes en tout semblables à ceux de l'ictère grave. Aussi, il est permis de conclure que le syndrôme ictère grave est commun à de nombreuses affections du foie ; et quand nous aurons démontré qu'il peut également terminer la cirrhose atrophique, on pourra dire que : le symptôme ictère grave est au foie ce que l'asystolie est au cœur, ce qu'est l'urémie au rein.

Avant de produire nos observations, esquissons rapidement le tableau clinique de l'ictère grave.

Les différents noms qu'on lui a donnés montrent déjà combien ses allures cliniques sont variables ; cependant un examen minutieux des symptômes permet d'y reconnaître trois formes spéciales :

1° La forme hémorrhagique; on y trouve toutes les variétés d'hémorrhagies : épistaxis, hématéméses, purpura, hémorrhagies intestinales, etc., etc. ;

2° La forme nerveuse ou ataxo-adynamique, dans laquelle on cons-

---

(1) Cours faits à la Faculté de Paris.
(2) Conférences cliniques.

tate la prostration des forces, le coma, ou un délire violent avec accidents convulsifs ;

3° La forme mixte, dans laquelle on observe les hémorrhagies et les troubles nerveux.

Ce qu'il y a de remarquable dans cette affection, c'est que tantôt le début est brusque, l'ictère grave survient presque brusquement, tantôt au contraire le début est lent et insidieux.

Il est temps maintenant de citer nos observations : nous commencerons par celles qui ont été prises à la clinique.

OBSERVATION I.

Roch Toussaint, 45 ans, carrier à Ludres, entre à la clinique (Salle Saint-Roch, n° 9), le 19 février 1880.

Constitution primitivement bonne, sans antécédents morbides, d'habitudes alcooliques, il affirme à plusieurs reprises n'être malade que depuis trois semaines. La maladie aurait débuté par la diarrhée (quinze selles environ par jour), sans coliques.

Quatre à cinq jours après le début de cette diarrhée, le ventre commença à enfler ; en même temps il se déclara une toux qui a cessé depuis trois ou quatre jours et l'oppression persiste.

Œdème des jambes depuis huit jours, du scrotum depuis six jours ; suffusion ictérique depuis deux jours.

Le 19 au soir, à son entrée : T. 37°,6 P. 128 R. 40
Le matin : T. 38°,4 P. 128 R. 40

Teinte subictérique légère. Œdème considérable des extrémités inférieures ; bouffissure généralisée ; ventre très tuméfié, mat jusqu'au niveau de l'ombilic ; urines rouges foncées deviennent brun acajou par acide nitrique, et paraissent indiquer un ictère hémaphéique.

L'analyse des urines a été faite par M. Ritter.

Urines : Du 19 au 20 février, 350 centimètres cubes.

Réaction très acide ; densité 1030 ; pas de dépôts.

Matières solides, 24.98. Urée (procédé Yvon, 13.82 ; pr. Millon, 12.28). Pas de glucose. Traces d'albumine. Pas de matière colorante de la bile ; pas d'indican.

Le cœur bat normalement ; thorax, en avant ; respiration nette ; submatité commençant à droite au quatrième espace ; en arrière, submatité aux trois derniers espaces ;

respiration nette aux sommets, rugueuse au-dessous de l'angle de l'omoplate. Matité hépatique ne dépasse pas le rebord costal.

Prescription : Potion gommeuse avec 1 gr. 50 d'extrait alcoolique de scille.

Le soir :   T. 38°,8   P. 124   R. 36

Dans la journée, somnolence, inertie; le malade ne demande rien, refuse sa potion, on lui fait prendre deux tasses de lait. Il a une selle moulée, légèrement.colorée par la bile.

Epistaxis peu abondant pendant la nuit.

Le 21 :   T. 38°   P. 108   R. 32

Somnolence continue ; répond cependant aux questions; œdème et ascite au même degré ; pouls assez petit, dépressible, régulier, égal; mêmes signes thoraciques.

Urines du 20 au 21 : Quantité, 216 cent. cubes; densité. 1032. Réaction acide. Matières solides, 11.92. Urée (Liebig, 10.84. Yvon, 5.05).

Traces faibles d'albumine, moins 0,25. Matière colorante, mêmes réactions qu'hier. Pas d'acides ou de matières colorantes anormales de la bile.

Une paracentèse donne issue à 2,400 gr. de liquide jaunâtre. Après la ponction, on ne sent pas le foie ; le ventre est souple, indolore à la palpation. On ne sent pas le foie.

Le 21 au soir :   T. 38°,4   P. 112   R. 32
Le 22 au matin :   T. 37°,8   P. 116   R. 28

Somnolence continue; ne répond plus aux questions depuis hier matin ; avale ce qu'on lui donne.

Gencives sont saignantes; expectoration peu abondante, sanguinolente; plaie de la ponction donne issue à un liquide sanguinolent; ventre souple, mat, depuis le milieu de l'espace compris entre le pubis et l'ombilic; quelques petites taches ecchymotiques aux membres inférieurs; pupilles dirigées un peu en haut et à droite, réagissant à la lumière. Respiration rugueuse, partout vésiculeuse et perceptible ; urines involontaires.

Prescription : Suppression de la scille. Potion avec esprit de nitre dulcifié, 3 gr. Eau de Mélisse et de Tilleul, 50 gr. Teinture de cannelle, 6 gr. Sirop d'écorces d'orange, 30 gr.

                T. s. 37°   P. 132   R. 36
                T. m. 37°   P. 136   R. 36

Somnolence complète depuis hier à 3 heures de l'après-midi. Urines involontaires ; respiration laborieuse, stertoreuse, avec dépression diaphragmatique; pouls petit, sueurs visqueuses; ecchymoses étendues sur le côté latéral droit du tronc depuis la ponction jusque vers l'aisselle; quelques petites ecchymoses de l'autre côté de l'abdomen; teinte jaune subictérique persistant au même degré; ascite n'a pas augmenté sensiblement. Mort dans la journée.

Autopsie. — Six litres environ de sérosité sanguinolente dans la cavité péritonéale ; quelques suffusions sanguines sur les parois de l'intestin grêle. Canal cholédoque est libre et contient une bile visqueuse, jaunâtre, de même que la vésicule, le conduit hépatique et les gros canaux hépatiques ; les veines porte et cave sont vides et perméables ; foie pèse 1215 gr., mesure 0,26 transversalement, 0,14 d'avant en arrière au lobe droit ; le lobe gauche se prolonge en arrière sous forme d'une languette mince et mesure d'avant en arrière 17 centimètres.

Capsule du foie est épaissie, opaque ; sa surface régulièrement granuleuse à granulations variant depuis le volume d'un grain de millet à un gros pois ; la consistance partout dure, la coloration à la coupe, jaune olivâtre, correspondant aux granulations entourées d'un tissu fibroïde gris blanchâtre ; l'examen histologique dénote tous les caractères de la cirrhose annulaire atrophique.

Rate volumineuse, molle ; mesure 25 c. de hauteur, 13 c. transversalement.

Cœur un peu dilaté en gibecière, 11 c. transversalement, 10 c. de haut en bas ; valvules intactes ; le muscle cardiaque est mou, jaunâtre ; les poumons sont assez fortement congestionnés, surtout le droit ; sans altération de texture.

Reins de volume normal ; surface lisse.

Capsule facile à détacher ; substances pyramidale et tubuleuse congestionnées.

Œdème sous-arachnoïdien assez notable ; un peu de liquide, pas en quantité considérable dans les ventricules cérébraux.

En résumé, habitudes alcooliques ; le début de la maladie remonte à trois semaines et a été marqué par la diarrhée et l'oppression ; à l'entrée du malade à l'hôpital, symptômes d'hydropisie, réaction hémaphéique des urines ; pendant la durée de la maladie, diminution constante de l'urine et de l'urée, la température n'a guère dépassé la normale ; le pouls, au contraire, est resté mou, petit et fréquent. La maladie a affecté plutôt la forme hémorrhagique.

A l'autopsie, caractères du foie cirrhotique, lésions de la rate et du cœur ; reins légèrement congestionnés, voies biliaires libres, œdème sous-arachnoïdien.

OBSERVATION II

Dans cette Observation, la constitution si détériorée peut être attri-
buée aussi bien aux phénomènes gastro-intestinaux qu'à l'insuffisance des fonctions hématopoiétiques.

Drouot Antoine, 37 ans, cordonnier, entre salle Saint-Roch, n° 10, le 13 octobre 1875.

Revenu depuis 4 mois de l'Afrique, où il a eu les fièvres intermittentes pendant un an,
adonné aux alcooliques, il se plaint depuis deux ans de faiblesse progressive, d'anorexie,
de mauvaise digestion, de vomissements ; depuis un mois seulement, il se sent sérieuse-
ment malade, est devenu ictérique, depuis 15 jours les membres inférieurs se sont œdé-
matiés, et cet œdème aurait précédé, dit-il, d'un ou de deux jours le gonflement du
ventre.

On constate : constitution détériorée, ictère très intense, urines acajou, chargées de
bile, non albumineuses ; apyrexie ; pouls 62, régulier, ascite assez notable avec ballonne-
ments, matité hépatique depuis le mamelon, ne dépassant pas le rebord costal ; rate ne
paraît pas notablement tuméfiée ; bruits du cœur normaux ; œdème notable des membres
inférieurs.

Examen de la poitrine : sonorité et respiration normale en avant ; en arrière, matité
dans les deux bases, surtout à droite, avec respiration obscure, sans souffle.

Prescription : Calomel, 0,20. Sucre de lait, 1 gr. 3 paquets dans la journée ; frictions
sur l'abdomen avec 3 grammes d'onguent napolitain. Eau alcaline.

Le lendemain, même état ; les frictions et le calomel sont supprimés ; lavement laxatif.
Élixir de Peyrille, 30 gr. Le malade a chaque jour des vomissements bilieux.

Dans la nuit du 16 au 17, il a eu des urines involontaires, du subdélirium, il gémit
toute la nuit ; dans la journée, il a eu un léger épistaxis ; la température du 17 au matin
est de 36°,5, pouls à 80, R. 38. Les selles, peu abondantes et rares, sont un peu colorées ;
on constate, le 17, une respiration soufflée, nasonnée à la base droite.

Une paracentèse, pratiquée le 18, ne donna qu'une petite quantité de liquide citrin ;
mais le liquide continue à suinter par la plaie.

Prescription : Magnésie, 4 gr. Calomel, 0,60. A prendre en trois fois.

Thé, 1 litre avec 60 gr. de rhum.

Dans la journée, vomissements noirs, marc de café, urines un peu sanguinolentes ;
ventre est souple, encore élastique, indolore, a eu une selle décolorée.

Le 20, le malade se plaint, gémit sans répondre, ventre sensible, subdélire la nuit. (Potion éthérée.) Vomissements dans la journée ; dans la nuit, agitation, grincement de dents, aurait eu le soir un accès de fièvre violente.

Le 21 au matin : T. 39°. P. 100. R. 32. Ventre douloureux ; le soir, 38°,2 (1 gr. de sulfate de quinine).

Le 22 : T. 37°,4. Ventre moins tendu, indolore, vomissements continuels, avec subdélire la nuit.

Le 24, grande agitation, grincement des dents, yeux hagards ; se jette de côté et d'autre, ne répond pas aux questions ; urine bilieuse, sans albumine : le 25, état comateux, pouls assez fort et régulier, strabisme externe supérieur ; a une selle colorée ; mort dans la journée.

AUTOPSIE. — Péritoine renferme 1 litre et demi de liquide jaunâtre, intestins sont rouges, injectés ; le péritoine pariétal présente par places un piqueté hémorrhagique.

Foie diminué de volume, mesure 24 centimètres de diamètre transversal, 18 dans son diamètre antéro-postérieur, sa plus grande épaisseur est de 7 centimètres. Capsule est épaissie, surface granuleuse à petits grains réguliers de dimensions à peu près égales, de coloration brune : la surface, d'une teinte à peu près uniforme, jaune verdâtre, claire à la coupe avec tractus fibreux blanchâtres entourant les grains, constituant les lobules ; à la pression, il s'en écoule un peu de sang poisseux, mais pas de bile. La vésicule contient un peu de bile jaunâtre ; le canal cholédoque est perméable, les veines porte et cave contiennent un peu de sang liquide sans caillots. L'examen histologique du foie montre les lobules dont les cellules sont aplaties et granulo-graisseuses, entourée d'une gangue conjonctive, très nucléaire, annulaire.

Poumons présentent des ecchymoses sous-pleurales très étendues, surtout dans les parties déclives ; les lobes postérieurs et inférieurs sont infiltrés de sang et de sérosité. Les parties antérieures emphysémateuses, le sang qui s'en écoule est fluide et poisseux.

Cœur, de volume normal, est assez flasque, très friable ; les muscles sont dégénérés, les valvules intactes ; le cœur gauche contient un peu de sang liquide ; la partie supérieure de l'aorte n'est pas athéromateuse.

Rate : molle, un peu tuméfiée.

Reins : volumineux, gonflés, très injectés, sans altération microscopique.

En résumé, alcoolisme et fièvres intermittentes ; le début a été marqué par des symptômes gastro-intestinaux intenses ; à l'entrée du malade : ictère, ascite, œdème des membres inférieurs et vomissements fréquents; température normale, mais pouls élevé.

Dix jours après l'entrée du malade, le ventre, qui était resté indolore, devient douloureux et, à partir de ce moment, les phénomènes s'accentuent, l'ictère grave se déclare. Existe-t-il une relation entre le symptôme douleur et l'apparition de la cholémie ? Cette douleur serait-elle due à une poussée inflammatoire, à une péri-hépatite? Les vomissements n'ont pas cessé un seul instant; il n'y a pas eu d'analyse d'urine.

La forme de l'ictère grave a été surtout ataxique.

A l'autopsie, le foie a présenté tous les caractères de la cirrhose, les voies biliaires étaient perméables ; le sang extrait du cœur et des poumons ne renfermait pas d'acides biliaires. Les reins étaient fortement congestionnés; la rate tuméfiée, un peu molle ; le cœur dégénéré, et sous le poumon, on découvrait des ecchymoses sous-pleurales.

OBSERVATION III.

Kraft. Guillaume, 44 ans, tisserand, entre à la clinique (salle Saint-Roch, n° 7), le 2 avril 1880.

De ses renseignements assez diffus, nous tirons ce qui suit : Il avoue avoir fait des excès alcooliques habituels, sans toutefois avoir poussé les doses jusqu'à l'ivresse ; il aurait eu en 1878 des fièvres intermittentes, type tierce, pendant trois mois, sans cachexie consécutive, et se serait ensuite bien porté jusqu'au 15 août 1879 ; alors, à la suite de refroidissements, aurait eu des crampes dans les membres supérieurs et les mollets, survenant deux à trois fois par jour pendant 15 jours ; deux jours plus tard, accès de fièvre tierce pour lesquels il fut traité à l'hôpital de Besançon par les grands bains et le sulfate de quinine ; en novembre nouvelles crampes, douleurs dans les mollets, œdème des membres inférieurs ; séjour de 4 à 6 jours à l'hôpital Saint-Julien (Haute-Savoie), et traitement par les bains de sable et les vésicatoires.

Puis il passe 15 jours à l'hôpital de Bourg ; enfin le 26 janvier il entre à l'hôpital d'Epinal, où il reste trois mois ; 2 ou 3 jours après son entrée il eut fièvre tierce traitée par la quinine ; depuis 2 mois le ventre s'est enflé ; à son entrée, températ. normale. P. 100. R. 32. Constitution sèche, primitivement forte ; teinte subictérique ; le malade est un peu amaigri.

Urines (du 12 au 13 avril, analysées par M. Ritter), 600 c. cubes ; coloration rouge foncé, réaction faiblement acide ; dépôts très abondants, gélatineux, de couleur rosée ; examen microscopique : acide urique, urates, globules sanguins déformés ? Matières solides, 65 gr.; matières inorganiques, 9,75 ; matières organiques, 55,61 ; urée (Pr. Millon, 13,72 ; Yvon, 14,868 ; Liebig, 23,136) ; acide urique en dissolution, 0,38 ; alb. des chlorures, 4,62. Traces d'albumine. Matières colorantes anormales, pas de réaction nette ; acides biliaires.

Pouls régulier, assez ample ; ventre énormément tuméfié, veines sous-cutanées abdominales dilatées ; cicatrice ombilicale distendue ; matité à 2 travers au-dessous de l'ombilic ; ballonnement, fluctuation dans les flancs ; foie ne peut être percuté à cause du ballonnement ; œdème notable des jambes ; un peu d'œdème du scrotum ; un lavement a produit 5 selles.

Examen de la poitrine : on constate rhonchus et sibilances disséminées ;

Urines du 13 au 14, 325 c. cubes ; Densité 1028 ; urée ; pr. Yvon, 9,28 ; Pr. Liebig, 16,028 ; chlore, 2,405.

Acides biliaires. Les réactions caractéristiques de la matière colorante de la bile font toujours défaut ; réaction de l'hémaphéine ;

Urines du 14 au 15 : 530 c. cubes. Densité 1025. Matières solides, 30,596. Urée (Yvon, 10,7431. Liebig, 12,5027). Chlore, 3,74. Plus d'hémaphéine, ni d'acides biliaires, ni de matière colorante de la bile.

Urines du 15 au 16 : 570 c. cubes ; densité 1022 ; à l'examen microscopique : urates, leucocythes, cellules épithéliales pavimenteuses de la vessie,

Matières solides, 29. Urée (Liebig, 13,605 ; Yvon, 12,067). Pas d'albumine ; plus d'hémaphéine, ni d'acides biliaires.

Le 16, on constate que la teinte subictérique a augmenté ; l'ascite et l'œdème des extrémités inférieures se sont accrus ; une ponction abdominale donne issue à 8 litres de sérosité citrine ; après cette évacuation on constate que la rate est énormément tuméfiée et descend jusqu'à un travers de doigt de l'ombilic sur la ligne médiane ; le foie ne dépasse pas le rebord costal.

A 5 heures du soir : T. 37°.8. P. 100. R. 32.

A 6 heures, le malade a eu un frisson suivi de chaleur et de sueur pendant toute la nuit ; n'a pas uriné.

Le lendemain 17, T. normale ; P. 46. L'ascite s'est reproduite ; la rate n'est perceptible que par une palpation profonde. Le sang, examiné au microscope, est anormal, ne contient pas un nombre exagéré de globules blancs ni de pigments mélangés ; — à partir du 18, le malade tombe dans un abattement considérable, et ne veut rien prendre ce jour ; la temp. reste apyrétique ; le pouls, 84.

Le 20, nous le trouvons les yeux largement ouverts ; quelquefois les globes oculaires s'enfoncent sous les paupières ; oscillation latérale de la tête vers l'une et l'autre épaule, urine très peu abondante brun foncé, parfois involontaire, inspiration obscure, quelquefois râles fins dans les bases.

Potion avec extrait de quinquina, 4 gr. Esprit de Mindererus, 2 gr. Teinture de cannelle, 10 gr.

Le 21, température normale, inertie, n'a rien pris hier, recrachant ce qu'on lui mettait dans la bouche : a pris du café au lait ce matin.

Urine et selles involontaires, langue sèche, répond un peu aux questions ; matité à la base droite depuis le milieu de la base droite et quelques râles secs.

Le 22, l'ictère est plus foncé, inertie, rigidité des coudes et des épaules assez difficile à vaincre ; tremblement ; pupille droite plus dilatée, regard effaré : comprend les questions. Respiration assez nette.

Cet état continue le jour suivant ; inertie, lèvres fuligineuses ; le 24 au matin, il s'est mordu la langue, sans qu'on eût constaté les convulsions ; pupille droite toujours plus dilatée ; paupières à demi-closes, avale difficilement ; eschare au sacrum. Selles et urines involontaires ; mouvements alternatifs de la tête de côté et d'autres.

Le 26 au soir, T. 38°, la plus élevée constatée. P. 112. R. 44. État comateux : mort dans la nuit. Le sang du 26 avril, examiné par M. Ritter, contient les acides biliaires donnant une réaction bien nette.

AUTOPSIE. — Dans le péritoine un litre de liquide séreux, brun foncé, intestins libres, le foie mesure 25 c. transversalement, 17 d'avant en arrière (lobe droit) ; capsule épaissie, opaque ; surface granuleuse hérissée de bosselures saillantes ayant de quelques millimètres à un centimètre de diamètre. Coloration à la surface gris vert foncé ; à la coupe coloration gris jaune par place, d'autres places en plus petit nombre présentent une coloration vert olivâtre ; des tractus blanchâtres entourent les grains jaunes : consistance dure, le foie pèse 1,100 gr.; les voies biliaires, les troncs porte et cave sont libres. La vésicule contient une bile jaune visqueuse.

(L'examen histologique du foie sera rapporté dans le chapitre consacré à l'anatomie.)

La rate pèse 1,280 gr., mesure 12 cent. de hauteur, 16 transversalement ; la capsule est épaissie par places ; il existe une tache pigmentaire à la surface ; consistance assez nette.

Poumons emphysémateux en avant, surtout le gauche, congestionnés et œdémateux dans leurs lobes inférieurs, surtout le droit, qui est carnifié et plonge dans l'eau en partie.

Cœur petit, tissu pâle, mou, flasque, friable, mesure 0,10 transv., 0,08 vertic. (depuis l'origine de l'artère pulmonaire) ; le cœur gauche mesure de la cloison au bord gauche (à la base) 0,07 ; sa paroi a 0,01 d'épaisseur, le cœur droit, de la cloison au bord droit, 0,04 ; la paroi a 8ᵐᵐ d'épaisseur. Orifices intacts ; la tunique externe de l'aorte est chagrinée par places, et présente des taches jaunes d'adhérence scléreuse sans calcification.

Reins : volume normal ; hauteur, 0,14 c., largeur, 0,06 ; capsule facile à détacher, surface lisse ; consistance molle à la surface et à la coupe ; coloration lie de vin foncée ; la texture ne paraît pas altérée à l'œil nu.

Cerveau n'offre pas d'altérations.

En résumé, alcoolisme, fièvres intermittentes, refroidissements ; le malade a longtemps promené sa maladie et a été soigné dans différentes villes ;

Au début, œdème des membres inférieurs, et quelques mois après, ascite , l'urine est diminuée dès le début, l'urée est également en proportions minimes, l'acide urique et les urates sont au contraire augmentés.

L'urine offre une réaction hémaphéique, renferme des acides biliaires, mais pas de matière colorante biliaire ; quand les phénomènes s'aggravent, la température reste normale, mais le pouls devient plus fréquent, les urines moins abondantes et ne renferment plus d'acides biliaires ; cependant le jour de la mort du malade, il y a un léger mouvement fébrile, et le sang renferme de nouveau des acides biliaires. La mort est survenue au milieu des phénomènes ataxo-adynamiques ; les symptômes de contracture ont été surtout marqués chez ce malade, et ont consisté principalement en oscillations latérales de la tête, avec strabisme, etc.

A l'autopsie, foie cirrhotique, qui offre au microscope un aspect spécial ; la rate est considérablement augmentée de volume (1,280 gr.) ; le cœur est dégénéré, flasque, friable ; les poumons congestionnés ; les reins ne présentent qu'une consistance plus molle ; le péritoine renferme 1 litre de sérosité d'une couleur brun foncé.

OBSERVATION IV.

RÉFLEXIONS. — Dans l'observation qui suit, on a pensé que la cirrhose existait déjà probablement, mais à l'état latent, lorsque l'accident (chute dans l'eau) du mois de mars est venu en provoquant une congestion générale du foie, accélérer tout à la fois les accidents de la cirrhose et provoquer une hypersécrétion biliaire dont le résultat a été l'ictère intense constaté jusqu'à la mort. La cirrhose n'aurait pas provoqué l'ictère, mais une même cause les aurait produit l'un comme l'autre.

Cette observation ne fait que confirmer cet état de cirrhose latente observée dans les cas précédents. Il est regrettable que nous n'ayons pas entre nos mains le résultat de l'examen histologique qui nous aurait peut-être montré le point de départ de l'ictère.

Cette observation a été recueillie par M. C. Magnant, interne des hôpitaux de Paris. Elle se trouve publiée dans le « Bulletin de la Société anatomique de Paris », de l'année 1876.

Le nommé L..., entré le 3 mai 1876, à l'hôpital Saint-Antoine (service de M. Mesnet). Il présentait tous les signes d'une gêne dans la circulation biliaire et dans la circulation veineuse.

Ictère intense, ascite énorme, avec œdème des membres inférieurs et dilatation exagérée des veines sous-cutanées de l'abdomen.

Il racontait que deux mois auparavant, il était tombé accidentellement dans l'eau. A la suite de cet accident qui lui avait causé une grande émotion en même temps qu'il lui avait fait éprouver un violent refroidissement, il était devenu subitement jaune ; c'était du reste la deuxième fois que cela lui arrivait, et, un an auparavant il avait déjà été soigné dans le service pour une pneumonie compliquée d'ictère.

Six semaines après, c'est-à-dire quinze jours avant son entrée à l'hôpital, apparaissaient des troubles circulatoires, provoquant d'abord l'ascite, puis l'œdème des membres inférieurs.

Le 3 mai, lors de l'entrée du malade, ces phénomènes étaient des plus marqués ; le ventre était énorme, dilaté tout à la fois par le liquide et par le gaz ; à la diarrhée qui avait marqué le début des accidents, avait succédé de la constipation ; du reste, pas de douleurs spontanées dans l'hypochondre, pas d'élancements, pas de vomissements, pas d'hémorrhagie ; toutefois, quelques taches de purpura sur les jambes et à droite un ulcère ; l'ictère était des plus intenses ; peau muqueuse, conjonctive ; tout était jaune, et l'examen des urines par l'acide nitrique, y décélait des quantités de biliverdines ; l'examen du foie rendu très difficile par la distention énorme de l'abdomen, permettait cependant de reconnaître une notable augmentation de l'organe qui dépassait d'environ de deux travers de doigt le rebord des dernières fausses côtes ; la palpation n'était pas possible mais la percussion un peu forte que nécessitait cet examen, provoquait quelques douleurs ; l'état général, du reste, était des plus graves.

Les renseignements étaient peu nombreux ; le malade avouait avoir eu des habitudes alcooliques, ce que favorisait du reste sa profession de garçon de marchand de vins. Mais il affirmait aussi y avoir renoncé depuis un an, époque à laquelle il avait eu sa pneumonie ; quoi qu'il en soit, en présence de l'ascite et de l'œdème des membres, et en l'absence de tous symptômes cardio-pulmonaires, on diagnostiquait une cirrhose, et comme le foie dépassait les fausses côtes, on pensait à cette hypertrophie, qui marque au dire de certains auteurs, le début de la cirrhose atrophique.

Quant à l'ictère, on le considérait comme une complication exceptionnelle, due probablement ici à la chute dans l'eau.

Du 3 mai au 11, l'état ne fait que s'aggraver ; le 6', épistaxis assez abondante, expectoration sanglante, apparition d'une rougeur érysipélateuse sur tout le côté droit du tronc et la face postéro-externe des cuisses ; pouls petit et lent, mais régulier ; somnolence continuelle.

7 mai. Légère épistaxis. Disparition de la rougeur et de la desquamation épidermique.

Du 8 au 11 : somnolence continuelle.

Enfin dans les huit derniers jours, l'adynamie devient de plus en plus profonde, la respiration est presque impossible. Les épistaxis se répètent à chaque instant ; apparition d'un peu d'albumine dans les urines, pendant tout ce temps l'ictère, loin de s'atténuer, s'accentue chaque jour davantage et donne aux téguments une teinte bronzée. La salive est teinte en jaune, le malade a du subdélirium, et finit par succomber, présentant tout à la fois les symptômes d'une cirrhose atrophique arrivée à sa dernière période et d'une ictère grave.

AUTOPSIE. — Foie petit, ovoïde et lobulé ; en même temps que granuleux. Véritable cirrhose atrophique. Teinte uniformément d'un gris jaune. Pas d'obstacle extérieur pouvant gêner l'exécrétion biliaire. Malheureusement à ce point de vue un peu d'insuffisance dans l'examen. Vésicule biliaire, distendue par la bile. Poids 1190 gr. Tissu hépatique présentant une consistance notablement augmentée.

Rate triplée de volume, de couleur grise, présentant absolument sur une coupe l'aspect

M. B.   4

du tissu hépatique ; consistance assez grande, poids 580 gr., rien du côté des autres organes, sauf un peu de congestion des reins. Rien du côté du cœur. Pas d'obstacles non plus à la circulation veineuse ; pas de compression des troncs de la veine porte ou de la veine cave inférieure. Coloration jaune de tous les tissus.

L'auteur de l'observation ajoute que c'était bien une cirrhose atrophique accompagnée d'ictère ; l'autopsie et l'examen histologique fait dans le laboratoire de M. Charcot, sont venus le confirmer absolument ; M. Gombaud qui a fait cet examen a parfaitement constaté le siège des productions nouvelles autour des veines, sans autre altération qu'un peu de congestion dans les voies biliaires.

Les observations suivantes appartiennent à l'ouvrage de Frerichs. Écoutons l'étonnement de l'auteur quand il voit survenir à la suite de la cirrhose atrophique les accidents qu'il décrit sous le nom d'acholie : « J'ai observé plusieurs cas, dit-il, où des individus atteints de dégénérescence cirrhotique éprouvèrent tout à coup une série de désordres, ordinairement étrangers à cette affection. Ils perdirent connaissance, tombèrent dans un délire bruyant, puis dans le coma et succombèrent. » C'est bien là le tableau de l'ictère grave et l'auteur nous présente lui-même le résumé de ses observations. Dans un cas, il y eut des contractions de la face ; presque toujours un léger ictère apparaissait simultanément ; une fois il y eut des pétéchies ; le nombre des pulsations était augmenté. A l'autopsie on ne put découvrir aucune espèce de lésion du cerveau ; il n'y avait non plus aucun indice d'un état aigu qui pût rendre compte de l'altération des fonctions cérébrales. Dans tous les cas, le foie était atteint de dégénérescence cirrhotique très prononcée ; les cellules glandulaires étaient en partie surchargées de graisse, il se séparait des quantités considérables de leucine ; les conduits biliaires ne contenaient guère qu'une humble proportion de bile décolorée.

Nos observations ne nous ont pas donné autre chose ; nous rechercherons seulement ailleurs que dans le cerveau l'explication des troubles fonctionnels. Mais remarquons l'importance que Frerichs donne à un produit excrémentitiel, comme la leucine, dont il n'oublie pas à chaque autopsie de rechercher la quantité.

Ces observations ont été recueillies dans le Traité pratique des maladies du foie et des voies biliaires, de Frerichs.

OBSERVATION V (de FRÉRICHS).

Ascite, anasarque. Diarrhée, délire, coma, cirrhose du foie, production de leucine dans les veines hépatiques; centres nerveux à l'état normal.

E. Radesez, relieur, âgé de 50 ans, vient à l'hôpital le 4 décembre 1854 avec un œdème considérable des pieds et une ascite. Cœur et poumons à l'état normal, pas d'obscurité de son appréciable à la région hépatique. Le volume de la rate ne peut être déterminé à cause de la situation anormale de l'organe ; les veines du côté droit de l'abdomen sont considérablement dilatées. Appétit conservé, selles claires et pâles, urine rare, rouge, sans albumine ; le malade avoue avoir bu antérieurement beaucoup d'eau-de-vie, il ne reconnaît pas d'autres causes à sa maladie.

Prescription : décoction de coloquinte.

Des évacuations alvines copieuses diminuent le volume du ventre ; le malade se sent plus alerte.

Le 17, survient tout à coup une perte de sentiment dont on ne peut le faire sortir ; visage pâle et abattu, pupille grandeur normale et mobile, 70 pulsations développées, selles involontaires, pas de vomissements.

Prescription : Infusion de fleurs d'arnica avec esprit de nitre éthéré.

Le 18, grande agitation, crise inarticulée, absence complète de conscience, pouls à 90, 22 respirations ; vers midi, on s'aperçoit que la bouche est tirée à droite comme dans la paralysie du nerf facial.

Le 19, pouls à 120 : coma profond, respiration stertoreuse.

Le 20, râles trachéaux, mort vers midi.

AUTOPSIE. — Membranes du cerveau et substance cérébrale parfaitement saines ; poumons modérément œdémateux. Ascite très développé : rate peu augmentée de volume ; foie petit ; sa surface et celle de ses coupes sont couvertes de petites bosselures cirrhotiques, séparées par des traînées de tissus conjonctifs grisâtres ; les cellules du foie contiennent beaucoup de graisse et sont en partie chargées de pigment. A la surface des veines hépatiques apparaissent des grains d'un jaune soufre, ayant jusqu'à un quart de ligne de grosseur, fortement pressés comme des particules d'une couche de frimas et tres adhérents à la paroi vasculaire. Ces grains sont formés d'agglomération de globules de leucine; à côté on voit des granules plus claires et des aiguilles insolubles dans l'alcool, facilement solubles, au contraire, dans l'ammoniaque.

La vésicule biliaire contient de faibles restes d'un liquide jaune orangé.

Le péritoine et la séreuse des intestins sont couverts çà et là de taches noires; la muqueuse gastro-intestinale est pâle et œdémateuse; les glandes mésentériques sont petites et les reins et les voies urinaires à l'état sain.

OBSERVATION VI (de FRÉRICHS).

Ascite, diarrhée, perte de sentiment, coma, mort, autopsie : cirrhose du foie : leucine dans le sang et l'urine, cerveau sain.

Dav. Kliesch, garde de nuit, âgé de 58 ans, dit avoir mené toujours une vie sobre et avoir toujours été d'une bonne santé jusqu'à l'automne de 1855. En novembre, il fut pris d'une diarrhée, qui persista opiniâtrément et se compliqua d'acsite sans œdème des pieds; en même temps, l'appétit se conservait, quoique les forces diminuassent de plus en plus; cœur normal, 90 pulsations, léger catarrhe des voies aériennes; diminution de l'obscurité du son dans la région hépatique, rate notablement augmentée de volume. Le malade a journellement de 4 à 6 garde-robes claires contenant peu de bile; l'urine pâle, albumineuse, pâleur de la peau, pas de dilatation des veines abdominales.

Prescription : décoction de racine de colombo avec teinture de noix vomique. L'appétit reste médiocre, l'état du malade est le même, sauf que l'ascite augmente.

Le 4 février, le malade perd le sentiment, les traits du visage sont décomposés, les pupilles ne changent pas, pouls à 86.

Le 5, coma complet, légère coloration ictérique de la peau; quelques pétéchies, pouls à 120.

Le 6, évacuations involontaires, pouls à 138; râles trachéaux. Mort le 8 février au matin.

AUTOPSIE — Membranes du cerveau modérément injectées, substance cérébrale à l'état sain; vaisseaux ayant subi en partie la dégénérescence athéromateuse; poumons congestionnés et œdémateux. Le cœur ne contient qu'une petite quantité de sang en caillots mous, dans lequel on trouve un dixième contenant de la cholesterine et beaucoup de leucine. La muqueuse de l'estomac est boursouflée et d'une couleur livide; celle de l'intestin, dans les parties supérieures, est le siège d'une injection de date récente; dans les parties inférieures, elle a une teinte grise ardoisée. L'S iliaque présente quelques ulcérations superficielles, de la grandeur d'une lentille; fèces liquides et pâles.

La rate est augmentée de moitié, couverte d'une épaisse couche couenneuse; son parenchyme est d'un brun foncé, uniforme. Foie petit, sa capsule est opaque et épaissie, la surface extérieure et celle des coupes sont couvertes de bosselures, l'organe est coriace, flasque et ridé, la vésicule contient une faible quantité de bile claire et décolorée. Les cellules hépatiques contiennent beaucoup de graisse. Les organes uropoiétiques sont à l'état normal.

L'urine recueillie sur le cadavre a un poids spécifique de 1,011. Elle est acide et contient un peu de pigment biliaire. On y trouve des traces d'albumine, et à côté de l'urée, une quantité modérée de leucine ; on trouve cette substance en plus grande quantité dans le parenchyme du foie.

OBSERVATION VII (Frérichs).

L'observation suivante offre une particularité intéressante. La cirrhose a été précédée d'une péritonite dont les symptômes parurent deux ans avant les débuts de l'affection du foie. L'inflammation gagna d'abord la capsule, pénétra ensuite dans la substance glandulaire, et suivit les gaînes vasculaires en produisant à l'intérieur des veines hépatiques des sortes de cloisons valvulaires qui, pour l'auteur, auraient déterminé les désordres circulatoires qu'on lira plus loin.

Remarquons aussi avec Frérichs que le liquide ascitique n'était pas très riche en albumine, quoique ces cloisons, par leur présence, devaient produire une forte pression dans l'intérieur de la veine porte.

Marie Jettener, femme d'un cordonnier, âgée de 38 ans, séjourna du 17 février au 2 mars 1857 dans un hôpital. Sa maladie commença le jour de Noël par des douleurs dans le ventre, dont le côté gauche se tuméfia. Cet accident durait déjà presque sans interruption depuis 7 mois, lorsque le 3 août 1856 la malade se présente à l'hôpital pour y être traitée. A cette époque, elle était atteinte d'œdème des pieds et des parois abdominales, ainsi que d'un léger ictère : l'abdomen était ballonné et rendait à la percussion un son tympalique clair ; dans l'hypochondre gauche seulement, on trouvait une matité irrégulièrement limitée, restant la même quand la malade se couchait sur le côté droit, diminuant progressivement vers les bords, et qui fut regardée comme indiquant l'existence d'un exsudat péritonéal enkysté.

Plus tard, l'autopsie a confirmé cette hypothèse. Le foie présentait un volume normal, la rate ne pouvait être limitée avec précision à cause de l'exsudat. La digestion était régulière, les selles étaient difficiles et faiblement pigmentées. Urine abondante et exempte d'albumine.

La malade fut traitée pour une péritonite chronique ; la douleur disparut, la matité dans le côté gauche devint moins forte, l'œdème diminua. Néanmoins ce fut en vain qu'on essaya de combattre l'état cachectique à l'aide d'une médication tonique, et la malade sortit non guérie de l'hôpital.

Le 17 février 1857, elle fut admise de nouveau ; l'œdème des extrémités inférieures et des parois abdominales s'était reproduit, il était même devenu assez considérable, puisqu'il en résulta des crevasses d'où suintait du liquide. Le bas ventre, fluctuant, était distendu par une grande quantité de liquide. Le diaphragme avait été refoulé fortement en haut. Gêne considérable de la respiration, bruits du cœur normaux, poumons sains. La ponction évacua environ huit litres de sérosité jaune et claire ; dès lors la dyspnée s'affaissa et l'œdème devint moindre. L'examen de l'organe montre que le foie a un peu diminué ; à travers les parois abdominales minces et flasques, on peut sentir à la surface des granulations.

La matité de l'hypochondre a disparu à gauche ; la rate, dont les contours sont nettement accusés, est plus grosse que d'habitude. Urine rare, d'un rouge brun, exempte d'albumine et de pigment biliaire ; appétit conservé ; quotidiennement trois selles ténues peu pigmentées ; le diagnostic fut cirrhose du foie.

Traitement : régime nourrissant et d'une digestion facile ; vin rouge, décoction de cascarille.

25 février. — Dévoiement a cessé, tympanite considérable, gêne médiocre de la respiration ; un léger degré d'ictère s'est manifesté ; l'écoulement du liquide par la ponction est resté permanent.

26. – Sur la cuisse gauche, érysipèle qui vient rapidement gangréneux : pulsations 120, langue couverte d'un enduit jaune, soif modérée, une selle dure et brune ; l'ictère diminue ; l'urine est dénuée de pigment.

Prescription : acide muriatique et esprit d'éther nitrique.

27. — 112 pulsations, somnolence, délire, typhoïde, une selle décolorée.

28. — 120 pulsations, 10 respirations, la connaissance est revenue. Ictère moindre, urine très rare, région hépatique très sensible : même traitement.

1er mars. — 112 pulsations, 24 respirations, la gangrène de la cuisse gauche gagne les parties profondes, l'abdomen s'est de nouveau rempli de liquide, l'impulsion du cœur est apparente dans le 3° espace intercostal. Urine très rare, langue sèche, respiration difficile.

Prescription : vin, infusion de racine de valériane, éther.

2 mars. — 120 pulsations, 40 respirations, collapsus considérable, mort dans l'après-dîner.

AUTOPSIE 16 heures après la mort. — Peau légèrement ictérique, la moitié inférieure du corps est fortement tuméfiée et œdémateuse ; la cuisse gauche présente une perte de substances superficielles, due à la gangrène.

Membranes cérébrales un peu congestionnées, cerveau de structure normale.

La muqueuse des conduits aériens est rouge et recouverte d'un mucus sanguinolent ; les deux poumons fortement adhérents sont sains, si ce n'est en bas, où existe un engorgement œdémateux. Le péricarde est uni au cœur par des adhérences nombreuses et solides ; les muscles et les valvules de ce dernier sont à l'état normal ; la cavité abdominale renferme plusieurs litres d'un liquide jaunâtre mêlé de grumeaux fibrineux grisâtres ; le péritoine est terne, en partie injecté et épaissi en certains points. Les circonvolutions intestinales sont adhérentes les unes aux autres, la rate est plus grosse de moitié, son enveloppe épaisse et calleuse adhère fortement aux parties voisines par des ligaments qui s'étendent en haut jusqu'au diaphragme, en bas jusqu'à la courbure iliaque. La muqueuse de l'estomac est pâle et renferme un fluide sanguinolent, l'intestin est dans toute sa largeur rempli du même fluide, sa muqueuse est rouge et ramollie à partir de la valvule iléo-cœcale, elle est d'un bleu noirâtre et œdémateuse.

Reins et voies urinaires non altérés.

Foie diminué d'un tiers ; les adhérences solides l'unissent si intimement avec le diaphragme, l'intestin et les reins, qu'on est obligé de l'en séparer avec le scalpel. Son enveloppe est épaissie et comme tendineuse, elle présente des prolongements blanchâtres qui pénètrent dans le parenchyme.

Surface du foie inégale et divisée en lobes plus ou moins volumineux. Les veines hépatiques sont entourées d'une gaîne dense de tissus conjonctifs : la gaîne de la veine porte et de l'artère hépatique est très épaissie ; le dernier vaisseau est dilaté ; à partir de la superficie, on voit s'enfoncer plus ou moins profondément dans le foie des masses de tissus conjonctifs qui compriment, dans des espaces étendus, la substance glandulaire, et n'en laissent subsister que quelques traces isolées çà et là.

Sur une coupe de l'organe, on constate des traînées plus ou moins larges de tissus conjonctifs qui se continuent avec la gaîne épaissie des vaisseaux et circonscrivent des groupes de globules hépatiques dont le tissu, bien conservé en quelques points, est partout ailleurs coloré en bleu, en brun ou en rouge sale, par du sang extravasé.

La vésicule biliaire ne renferme qu'une petite quantité de bile trouble et brune.

Le liquide ascitique fourni par la ponction est devenu un peu trouble ; après avoir été filtré, il laisse déposer par le repos de gros flocons de fibrine et plus tard des coagulums ; il renfermait des traces de leucine.

OBSERVATION VIII.

L'observation suivante a été tirée de l'ouvrage de Wunderlich; elle est surtout remarquable par les alternatives de maladie et de guérison qui ont précédé l'établissement définitif de l'ictère grave.

Une femme de 65 ans, d'une constitution assez bonne, ayant déjà souffert des fièvres intermittentes, sans avoir eu aucune autre maladie, tomba malade en octobre 1854; ce n'était de prime abord qu'une légère indisposition.

Le 4 octobre, elle fut prise d'une violente quinte de toux avec expectoration abondante et oppression; il se déclara en même temps des syncopes successives et elle eut plusieurs selles diarrhéiques, ce qui la força à s'aliter et elle entra à l'hôpital le 9 octobre.

Voici l'état de la malade à son entrée : Face d'un rouge sombre; appétit assez bien conservé, pouls 78, R. 22; emphysème pulmonaire; langue chargée; la région épigastrique est douloureuse à la pression, les dimensions du foie sont normales ; pas de troubles ailleurs.

Les jours suivants, même état sans fièvre; seuls les symptômes de bronchite et d'emphysème persistent.

Dans la nuit qui précède le 19 du même mois, elle fut prise d'un violent frisson, auquel succéda une élévation de température.

Pendant les jours suivants, elle eut des sueurs profuses, avec une température très élevée.

Le 20, coloration ictérique sur la face et le tronc, apparition de pigment biliaire dans les urines.

Dans la nuit du 22, frissons irréguliers (avant minuit), la température ne dépassait pas la normale le matin; pendant une profonde inspiration on pouvait limiter la rate.

Quelques jours après, il se produisit une amélioration sensible; mais la toux devint bientôt constante; il y avait dyspnée par moments; la langue cependant était meilleure, et l'ictère avait disparu.

Dans la nuit du 4 novembre, il se déclare de nouveau un frisson violent, sans cependant être suivi de désordres.

Le 11 novembre, entre onze heures et midi, elle eut de fortes convulsions et l'ictère réapparut.

Le soir, la température n'est pas élevée; l'urine contient des sédiments d'urate; du pigment biliaire et des traces d'albumine; les jours suivants, pas de fièvre; mais la langue reste fortement chargée, inappétence, les selles sont d'un brun clair, et il existe de l'oppression. Quelquefois, des frissons de courte durée apparaissent, accompagnés d'une température fébrile, modérée ; c'est que nous avons pu observer de 20 ou 24.

Le 1ᵉʳ décembre, frissons plus intenses et fièvre ; le 4, frissons sans fièvre ; le 8, de nouveaux frissons avec élévation de température ; le 11, ils sont de courte durée, mais ils s'accompagnent de dyspnée ; en ce moment l'ictère devient plus intense, le foie augmente et arrive à dépasser le rebord costal ; pendant les jours qui suivent, il se produit une amélioration, on croit pouvoir lui conseiller de quitter le lit ; cependant les sueurs se succèdent ; les douleurs existaient dans le ventre ; il y avait dyspnée avec production de sibilances et l'oppression augmentait tous les jours ; la température resta normale jusqu'au 24 janvier ; à partir de ce moment, les frissons reprirent s'accompagnant d'élévation de température qui tomba jusqu'au 9 février, jour où la température monta enfin assez haut, et une dyspnée assez intense se déclara. Le 13 au matin, convulsions avec transpiration violente, céphalalgie, soif ; même état jusqu'au 1ᵉʳ où éclate un nouveau frisson ; l'ictère augmente en même temps, puis la température redescend ; le 20, la jaunisse diminue, l'état général est meilleur.

Dans l'après-midi du 23, nouveaux frissons, une reprise de la fièvre et de l'ictère, les selles sont de couleur bronze pâle.

Le 4 mars, frissons avec fièvre, puis la fièvre et l'ictère disparaissent ; le 21 : ce jour-là, frissons, chaleur et sueur se succèdent rapidement et la coloration ictérique devient plus foncée ; l'urine a une couleur brune acajou.

Le 26, sans phénomènes subjectifs, il se déclare tout à coup, entre onze heures et midi, une exacerbation fébrile, et dans l'après-midi seulement, il y eut des sueurs et chaleur subjectives ; dès lors la température reste à peu près normale ; l'état général s'améliora, et la jaunisse diminua.

Le 6 avril, elle eut des maux de tête, et elle fut tourmentée par la soif, le lendemain et les jours suivants ; l'ictère reprit, le foie parut augmenter de volume, empiétant sur la région de l'hypocondre droit.

Le 23 avril, la fièvre remonta, mais elle fut de courte durée, cette fois sans frissons ; mais les lombes furent le siège de douleurs violentes, et l'ictère s'accrut tirant sur le vert.

Le 9 mai, il se développa une pustule d'ecthyma sur le foie, sans toutefois retentir vers l'organisme, et le 15, la température augmenta de nouveau et s'accompagna de sueurs.

Le 17, chaleur, sueur et céphalalgie ; le 18, mêmes symptômes, des frissons en plus ; sur les cuisses on constate l'existence d'un œdème sous-cutané avec extravasation. Des pétéchies, des pustules se montrent sur les reins, et les jours suivants de semblables éruptions se manifestent au bras.

Le 1ᵉʳ juin, douleurs de tête et fièvre ; le lendemain, la fièvre disparaît et l'ictère se montre plus intense.

Le 4 juin, nouvelle journée fébrile, nouvelles pétéchies et pustules ; et la fièvre continue jusqu'au 12 avec exaspération nocturne.

Ce jour, la température redevient normale, et l'ictère diminue depuis le 18 jusqu'au 22. La soirée est marquée par la fièvre.

Le 4 juillet, de nouveaux phénomènes s'établissent, il y a de la diarrhée, le ventre se tuméfie, sans cependant contenir trop de liquide ascitique ; la diarrhée disparaît bientôt, mais l'ascite et un peu de tympanisme persistent, en même temps, douleurs abdominales.

Le 13, œdème des extrémités inférieures, l'ascite prend de grandes proportions et la coloration ictérique devient plus manifeste.

Les selles deviennent rares, l'urine diminue mais pas de fièvre.

Le 1ᵉʳ août, nouvelles pétéchies ; le 2, augmentation de température mais passagère, accompagnée de douleurs dorsales et de maux de tête.

Les jours suivants somnolence, et la température n'est pas augmentée ; le pouls est au contraire petit, filiforme, irrégulier, moins la dypsnée, anorexie et selles argileuses ; alternatives de constipation et de diarrhée, le tympanisme augmente, l'urine est rare et albumineuse, l'hydropisie devient plus grande, les forces vont toujours en diminuant ; plus tard la somnolence est remplacée par une agitation qui persista jusqu'à la mort qui survint bientôt après une lente agonie au milieu du coma le plus profond.

Autopsie. — Elle fut faite vingt et une heures après la mort. Ce qui frappe tout d'abord, c'est le gonflement du ventre (ascite et la coloration verte ictérique), les taches cadavériques sont d'un violet pâle ; les poumons sont œdémateux à la base, emphysémateux au sommet.

Le cœur contient une petite quantité de sang fluide, et l'examen de l'abdomen nous révèle les particularités suivantes : la cavité péritonéale renferme dix litres environ de sérosité d'un jaune vert, la vésicule biliaire n'est pas épaissie, sa couleur sur quelques points est d'un vert pâle, sur d'autres d'un rouge pâle ; le foie pèse 1310 gr., et il est diminué dans toutes ses dimensions, le lobe gauche affecte à peu près la forme d'un quadrilatère, et il a contracté des adhérences nombreuses et irrégulières sur un espace d'un pouce avec la face inférieure du diaphragme.

La surface du foie est hérissée de nombreuses granulations, le volume variable, quelques-unes ont le volume d'une noisette et forment des nodosités bien marquées, leur couleur est d'un jaune clair ou foncé.

Les conduits biliaires dilatés laissent écouler un liquide diffluent et d'un jaune vert, les canaux intra-hépatiques contiennent les mêmes liquides et quelques-uns d'entre eux contiennent une poussière de différentes nuances. La substance hépatique est d'une couleur jaune graisseuse ; sa consistance est dure et ferme sans saillies trop apparentes.

Rate, est augmentée de moitié de volume ; sa capsule est épaissie et très vasculaire.

Reins congestionnés ; la capsule se détache facilement, sa surface est d'une couleur brun jaune et à la coupe, la substance corticale est finement granulée, la substance pyramidale est congestionnée.

L'utérus contient un polype de la grosseur d'une cerise.

OBSERVATION IX

Dans le cas suivant, le foie était atrophié ; il paraît pendant la vie être augmenté de volume, parce qu'il se trouvait refoulé en bas par un épanchement de liquide situé entre le diaphragme et la face supérieure du foie.

Agnès F..., âgée de 32 ans, célibataire, couturière, fut admise à l'hôpital le 29 mai 1869. Environ un an avant son admission, elle commença à perdre l'appétit, à éprouver de la faiblesse et de la langueur, des douleurs dans l'abdomen et une sensation de plénitude après les repas.

Au bout de 4 mois elle eut, outre ces symptômes, des nausées, des éructations d'un liquide acide et spumeux. Quatre semaines avant son entrée, un médecin, qu'elle avait fait mander pour une plaie de l'avant-bras, trouva qu'elle avait une « hydropisie de l'estomac. » D'après le témoignage de ses amis, il y avait peu de doute qu'elle n'eût fait de fréquents excès de spiritueux.

A son entrée, elle était faible et amaigrie ; œdème considérable des extrémités inférieures ; cavité péritonéale distendue par du liquide ; circonférence de l'abdomen à l'ombilic, 36 pouces et demi, veines superficielles de l'abdomen développées. A la palpation, on sentait distinctement, trois pouces au-dessous des côtes sur la ligne mammaire droite, le bord inférieur de ce qui paraissait être un foie induré. Le contact du doigt sur ce point y déterminait toujours de la douleur. Il y avait aussi de la matité à la percussion, sur la ligne mammaire droite, sur une étendue de 4 pouces au-dessus du bord inférieur des côtes. Ictère marqué de la peau et des conjonctives ; langue sèche en bas et au milieu ; appétit mauvais ; soif vive ; pas d'effort de vomissements ; ventre libre ; les matières contiennent largement de la bile. Pouls à 84, respiration 18. Cœur et poumons paraissant sains. Température normale ; pas de frissons ni de transpiration. La malade dort mal ; elle a l'air de regarder dans le vide, et parfois elle bat la campagne. Densité de l'urine, 1023, contenant des urates et du pigment biliaire en abondance et une faible quantité d'albumine. Plaie à la tempe gauche avec des bords œdémateux, et ayant un mauvais aspect; ecchymose à la joue gauche.

A la suite de son admission, la malade continua à empirer. L'ictère diminua, mais l'ascite augmenta jusqu'au 14 juillet, où la circonférence à l'ombilic était de 45 pouces et demi. Pendant la dernière semaine de juin, elle commença à vomir la nourriture et à souffrir assez vivement dans l'abdomen pour qu'on ait dû lui faire de fréquentes injections sous-cutanées de morphine.

Le délire et l'agitation continuèrent et le pouls s'éleva à 120, mais la température était toujours normale. La malade alla en s'affaiblissant graduellement et mourut le 22 juillet.

AUTOPSIE. — Le péritoine contenait nombre de litres de sérosité claire et jaune, dont une certaine quantité s'était amassée entre le diaphragme et la face supérieure du foie.

Il paraît probable que cette disposition existait ainsi durant la vie, car il n'y avait pas d'autre explication possible de ce fait, que le foie avait été, à différentes reprises, senti à trois pouces au-dessous des côtes, et que cependant il était très petit, car il ne pesait que 1040 grammes, longueur 9 pouces, largeur 7. C'était un exemple parfait de cirrhose vraie. Rate légèrement grosse, molle et congestionnée. Muqueuse de l'estomac très congestionnée. Poumons, cœur et reins normaux.

OBSERVATION X

Cette observation présente de l'intérêt à cause du jeune âge du malade (12 ans), car on sait que la cirrhose vraie, assez fréquente chez l'adulte, est excessivement rare au dessous de 25 ans.

Une autre observation chez un enfant de 9 ans, est rapportée dans l'ouvrage de Murchison, et l'affection a été reconnue avoir pour cause l'alcoolisme.

Wunderlich a observé 2 cas chez deux sœurs âgées de 11 et 12 ans, et l'enquête démontra que ces deux enfants étaient buveurs de petits verres; le cas que nous rapportons est d'autant plus intéressant que la cirrhose s'est terminée par les symptômes d'ictère grave; mais ici, la cause ne paraît résider ni dans les excès alcooliques, ni dans la syphilis; les douleurs violentes qui ont succédé au bain paraissent avoir une certaine importance étiologique, et l'origine de la maladie est sans contredit le refroidissement.

Le 22 septembre 1876, l'auteur de cette observation est appelé auprès de Hélène F...,
âgée de 12 ans ; il reçoit les renseignements suivants de sa mère et du docteur qui lui
donnait des soins.

La goutte existe du côté paternel et du côté maternel. Dès son bas âge, la petite malade a eu le foie torpide : depuis deux ou trois semaines, les garde-robes seraient, par
moments, décolorées, et la peau légèrement ictérique. A l'âge de 6 ans, à la suite d'un
bain de mer, elle fut prise d'une violente douleur abdominale qui dura 11 heures et lui
arracha des cris ; les trois semaines suivantes ne furent pas trop bonnes ; elle eut des
garde-robes décolorées, etc. Puis elle reprit sa santé habituelle jusqu'à l'automne de
1874, où parut pour la première fois un ictère bien caractérisé.

Il arriva lentement et fut accompagné de quelques douleurs pendant environ 2 jours ;
le ventre devint très saillant, et les veines qui sillonnent sa surface très développées ;
elle garda le lit, un jour ou deux, de temps en temps.

Au bout de 3 ou 4 mois, l'état général s'améliora, mais depuis l'enfant a toujours été
fluette ; tempérament irritable, appétit capricieux, ventre relâché, urine en très petite
quantité, foncée et chargée d'urates, teint un peu verdâtre ; depuis des semaines, les
garde-robes seraient de couleur d'argile, sans trace de bile ; depuis le mois de mars 1876,
les matières ont souvent contenu beaucoup de mucus et du sang rutilant. Le docteur M.,
qui la vit pour la première fois en mars 1876, trouva la rate grosse, mais la matité hépatique moins étendue.

Au moment où je la vis, le foie n'était pas gros, la rate dépassait les côtes de deux
pouces et demi ; ictère léger, mais pas d'ascite ; vomissements, dents branlantes ; pas de
signes de syphilis, pas d'habitudes alcooliques ; maigreur et faiblesse très prononcées ;
mais dans les dernières semaines, l'état général s'était amélioré.

Mais le 12 décembre 1876, la demoiselle F... mourut ; trois semaines avant sa mort,
elle était très mal ; diarrhée avec hémorrhagies ; pouls 120, s'élevant à la fin jusqu'à 140.
Température d'abord 39°, tombant à la fin à 35° ; délire et éructation maniaque ; plus
tard respiration irrégulière, stupeur et coma.

AUTOPSIE. — Foie petit, arrondi, ne pesant que 460 grammes, surface ridée et irrégulière ; capsule épaissie, très ferme et dense, traversée partout par des brides fibreuses ;
rate grosse ; portion inférieure des intestins très congestionnée : muqueuse parsemée çà
et là de petites extravasations. Veines mésentériques gorgées de sang. Autres organes
normaux.

ANALYSE DES OBSERVATIONS

1° Considérations anatomiques et histologiques

Nous allons décrire maintenant les désordres anatomiques d'après nos observations. Nous ferons remarquer que ce qui frappe tout d'abord, c'est autant la généralisation des lésions anatomiques que leur localisation dans l'organe hépatique ; en second lieu que ces lésions dont le foie a été le siège ont été peu en rapport avec les symptômes graves observés pendant la vie. Aussi, nous chercherons ailleurs que dans le foie, l'interprétation de ces symptômes. « On n'accorde pas aux reins toute l'attention qu'ils méritent, » avait dit Frérichs ; nous tâcherons d'éviter ce reproche en nous efforçant de démontrer les relations de ces organes avec la fonction hépatique dans la maladie qui nous occupe ; à sa suite nous établirons la valeur séméiologique des caractères de l'urine.

Commençons par l'étude des lésions du foie, de l'organe qui nous intéresse le plus.

Son *poids* était en général diminué ; dans l'Obs. IV il pesait 1190, poids que Frérichs (1) donne cependant comme normal, ce même auteur l'a cependant trouvé une fois réduit au tiers ; son *volume* était également moindre quoique il ait parfois dépassé le rebord des fausses côtes.

Sa *consistance* n'a pas beaucoup varié ; le foie était dur et sec, son tissu d'une consistance généralement ferme, ne se laissant pas déprimer par le doigt.

Sa *coloration*, au contraire, a beaucoup varié : ll présentait tantôt une couleur jaune, olivâtre, tantôt il était d'un jaune verdâtre clair,

____

(1) *Traité pratique des maladies du foie.*

d'autres fois sa surface était d'un gris vert foncé, ou complètement jaune ; à la coupe, mêmes différences, une couleur gris blanchâtre correspondait aux granulations de tissus fibreux, ou c'était une couleur jaune verdâtre clair avec tractus fibreux blanchâtres ; ou bien encore en certains points l'aspect était d'un gris foncé, sous d'autres points d'un vert olivâtre.

Sa *surface* était inégale ; on la trouvait parsemée de granulations dont le volume variait depuis un grain de millet jusqu'à un gros pois ; ou bien c'était une surface granuleuse à petits grains réguliers de dimensions à peu près égales et la coupe de l'organe faisait voir des traînées fibreuses blanchâtres entourant les grains constituant des lobules ; parfois cette surface toujours granuleuse était hérissée de bosselures saillantes ayant de quelques millimètres à un centimètre de diamètre, comme dans notre Obs. III ; enfin, comme dans le cas de Frérichs, la surface du foie était divisée en lobes plus ou moins volumineux. Dans l'Obs. de Wunderlich les saillies étaient à peine apparentes. La capsule du foie était généralement opaque et épaissie.

En somme, granulation de volume variable, de couleur différente, tractus conjonctifs blanchâtres plus ou moins épais et larges ; tel était l'aspect du parenchyme à l'œil nu.

Les *voies biliaires* n'ont presque pas paru altérées, même chez les malades qui ont eu de l'ictère au début de leur maladie ; la plupart du temps on pouvait suivre les conduits hépatiques depuis l'ampoule de Vater jusque dans l'intérieur de la substance hépatique sans rencontrer d'altérations ; dans l'observation de Wunderlich, cependant, où le malade avait eu des alternations d'ictère avant l'apparition du symptôme ascite (chose remarquable que nous avons parfois rencontrée dans les observations prises à la clinique), les conduits biliaires contenaient de la poussière de différentes nuances ; mais dans les autres observations rien d'analogue ; le canal cholédoque et les conduits hépatiques, jusqu'au moment où il n'était plus possible de les disséquer dans le foie, étaient partout libres et perméables :

La *vésicule biliaire* n'a été trouvée ni distendue ni épaissie ; dans l'Obs. IV, elle contenait peu de bile et sa muqueuse était rouge, couverte de papilles saillantes et son intérieur rempli d'épithélium cylindrique. D'habitude elle contenait une bile muqueuse jaunâtre en plus ou moins grande abondance ; une fois la bile était bleuâtre.

Les *vaisseaux sanguins*, même à l'œil nu, étaient parfois altérés. Dans nos trois premières observations, rien d'anormal sous ce rapport, les veines porte et cave étaient vides et perméables ; cependant la veine porte contenait une fois (Obs. II) un sang liquide et diffluent. Dans l'observation due à Frérichs, ce médecin a trouvé « à la surface des veines hépatiques, des petits grains d'un jaune soufre fortement pressés les uns contre les autres et très adhérents à la paroi vasculaire ; ces grains étaient formés d'agglomération de globules de leucine, et à côté on trouvait des granules plus claires et des aiguilles insolubles dans l'alcool et solubles dans l'ammoniaque. »

Enfin, dans une autre observation due au même auteur, la veine hépatique était entourée d'une gaîne très dense, la veine porte et l'artère hépatique très épaissies, cette dernière était dilatée. Que nous apprend maintenant l'examen microscopique ? Il n'est pas besoin de dire que nous avons trouvé partout des caractères de la cirrhose atrophique, c'est-à-dire la présence de tissu conjonctif autour des lobules et autour des vaisseaux. Les cellules hépatiques dans tous les cas où elles ont été observées étaient détruites ; elles avaient été aplaties, comprimées ou étouffées par la marche envahissante du tissu conjonctif, ou elle avait subi la dégénéressence granulo-graisseuse, ou graisseuse, ou pigmentaire ; nous n'avons malheureusement eu entre les mains que le foie d'un seul de nos malades, de celui qui fait le sujet de notre Obs. III ; nous avons pu l'étudier grâce au précieux concours de M. Barabant, chef des travaux dans le laboratoire d'anatomie patohologique à la Faculté de Nancy et voilà le résultat de notre examen: Les cellules hépatiques étaient entourées d'un tissu conjonctif très épais formant des anneaux complets; ce tissu conjonctif était principalement composé d'éléments embryonnaires et de faisceaux conjonctifs parfaits ; les formes intermédiaires comme les cellules fusiformes étaient relativement rares ; ce tissu conjonctif entourait également les veines, et il offrait autour du vaisseau la même structure qu'autour des cellules ; les capillaires sanguins étaient parfaitement appréciables et on les voyait pleins de globules sanguins : sur cette coupe ainsi que sur plusieurs autres faites sur le même point du foie, c'est-à-dire sous la capsule de Glisson, nous n'avons pu apercevoir aucun acinus complet ; les cellules étaient presque toutes atrophiées, ce qui paraissait dû à la compression du tissu conjonctif; enfin, toujours sur ces mêmes coupes, nous n'avons aperçu qu'un petit nombre de canalicules biliaires ; les uns paraissaient complètement obstrués de cellules épithéliales de forme polyédrique, les autres étaient vides.

Sous d'autres coupes pratiquées au centre même de la substance du foie, les acini et le tissu conjonctif interlobulaire offraient aussi bien exactement la même composition autour des canalicules qu'autour des veines, toujours riche en éléments embryonnaires ; mais quelques canaux biliaires présentaient un aspect remarquable ; tantôt on apercevait au milieu du canalicule biliaire une bande sombre formée de cellules épithéliales tombées dans l'intérieur du canal et entre cette colonne sombre centrale et la paroi périphérique existait un vide assez considérable, tantôt ces canaux affectaient toutes sortes de formes. Les uns paraissaient complètement pleins, les autres avaient leur lumière centrale parfaitement visible, d'autres enfin présentaient encore la première disposition décrite plus haut.

Nous avons trouvé le même aspect sur d'autres coupes faites sur différents côtés du foie ; les cellules avaient presque toutes la dégénérescence granulo-protéïque; beaucoup d'entre elles étaient complètement graisseuses et montraient à leur intérieur de grosses vésicules adipeuses.

Il existait donc un catarrhe des voies biliaires qui cependant n'existe pas dans la cirrhose atrophique. Cet aspect catarrhal avait-il été créé par l'acide chromique, c'était possible, puisque depuis la mort du malade, c'est-à-dire depuis le 28 avril, le foie avait séjourné dans cet acide, mais si cet aspect catarrhal était d'origine chromique, cet acide aurait imprimé à tous les canalicules biliaires le même cachet, ce qui n'existait pas ; tous les canaux étaient enflammés, il est vrai, mais il y en avait de beaucoup plus malades les uns que les autres.

L'examen de cette pièce pathologique si intéressante soulève un problème. Ne pourrait-on pas se demander si ce foie n'était pas un de ces cas de cirrhose mixte comme nous aurons l'occasion d'en rapporter un exemple lorsque nous discuterons le diagnostic différentiel des deux cirrhoses ?

Et ce catarrhe des canalicules biliaires, en supposant qu'il soit produit par la cirrhose atrophique seulement, aurait-il empêché l'écoulement de la bile : question difficile et délicate que nous n'avons pas la prétention de résoudre ici et que nous ne faisons que signaler. Il est cependant un fait qui résulte de l'examen de l'organe malade, c'est que le nombre des canalicules dont l'obstruction était complète était excessivement rare ; tous ces canaux étaient plus ou moins malades, mais la voie paraissait toujours libre, et en certain point du canal, soit au centre, soit entre la colonne centrale et la paroi du vaisseau, de sorte que l'écoulement de la bile, tout en étant lent, n'a cependant jamais été impossible. S'il y avait eu vraiment stagnation de la bile par le bouchon épithélial, il aurait été rationnel de croire que le liquide biliaire aurait certainement dilaté les canalicules en un certain point et le microscope nous aurait montré ces nouvelles dispositions ; or rien de semblable ne s'est offert à nos yeux ; nous pouvons donc nous hasarder de dire que le cours de la bile, tout en étant plus lent, n'a cependant jamais été interrompu ; dans ce foie les grandes voies biliaires étaient libres et la vésicule contenait encore une certaine quantité de bile jaune et visqueuse.

Il aurait été intéressant de faire l'anayse chimique du foie comme l'a fait M. Quinquaud (1), dans un cas d'ictère grave primitif. Ce chimiste a trouvé dans le foie des matières extractives; et on sait aujourd'hui que ces produits excrémentiels (leucine, tyrosine, xanthine, hypoxanthine, etc.), se forment pendant la vie (nos propres observations le démontrent). Le microscope nous aurait certainement révélé l'existence de ces produits dans le foie, si nous avions eu l'idée de les chercher. Nous soulignons ce fait qui sera un argument de plus à apporter à la théorie pathogénique de l'ictère grave ; mais nous disons à ce sujet que Frérichs a trouvé chez un de ses malades atteints de l'affection dont nous nous occupons, ce produit accumulé en grande quantité dans le foie et le liquide ascitique du même malade dont il avait fait l'analyse, contenait également des quantités de ce principe.

RATE. — On a pu voir que chez le plus grand nombre de nos malades, la rate était hypertrophiée, son poids a toujours été considérable et a varié depuis 270 gr. jusque 580 (Obs. IV), 640 (Obs. I), enfin, dans l'Obs. III, il a atteint le chiffre colossal de 1280 gr. Sa capsule était en général épaissie, soit en totalité, soit en certains points et était très vasculaire, parfois couverte d'une épaisse couche couenneuse, elle présentait une fois des taches pigmentaires à sa surface ; sa consistance était généralement assez molle, cependant, la rate ainsi que le pancréas étaient une fois indurés par le fait d'une proportion inaccoutumée de tissus fibreux. Son parenchyme, d'habitude d'un brun foncé, présentait (Obs. IV), une couleur grise rappelant à la coupe l'aspect du tissu hépatique.

Cette tuméfaction splénique n'a pas fait défaut dans nos autopsies. On sait en effet qu'il existe entre le foie et la rate des relations vasculaires très étroites; cependant si la gêne circulatoire était la cause unique de l'augmentation de volume de ce dernier, la tuméfaction splénique devrait être la compagne habituelle de la cirrhose atrophique. Or, sur 36 cas Frérichs ne l'a rencontré que seize fois et Andral,

---

(1) Les affections du foie, 1879.

Budd, Monneret, ont observé les mêmes faits, de sorte, que nous croyons qu'il faut plutôt admettre entre le foie et la rate une sorte de consensus, une espèce de simultanéité de fonctions, qui se retrouve parfois dans les affections du premier de ces organes, mais qui manque rarement, lorsqu'une cause plus générale, telle qu'une fièvre infectieuse, où l'ictère grave, est en jeu, comme le semblent démontrer nos observations.

REINS. — Quand Frerichs s'élevait contre l'insuffisance d'étude accordée aux reins, il décrivait en même temps, non seulement l'infiltration pigmentaire, mais encore la dégénérescence granulo-graisseuse des tubes urinifères, altérations qu'il avait rencontrées dans les reins d'individus morts d'ictère grave ; à partir de ce moment, l'attention s'est éveillée sur ce point et à la suite de Frérichs, MM. Vulpian, Arnould, Coyne et d'autres encore sont venus apporter des observations semblables. M. Decaudin, dans une thèse intitulée : « Des reins dans l'ictère et en particulier dans l'ictère grave », parue en 1878, a démontré, par une série d'observations, combien l'examen du filtre rénal était important et nécessaire au diagnostic dans les affections hépatiques.

Aujourd'hui on pratique son examen absolument comme celui du foie et l'on est tenté de trouver une analogie frappante entre les lésions de ces deux organes. Bien plus, quelques auteurs ont édifié une théorie rénale de l'ictère grave, basée sur l'altération du rein. M. Rendu (1), tout en étant partisan de cette théorie, considère cependant les lésions comme accessoires ; d'autres cependant comme M. Mossé (2), place les lésions du foie et du rein au même rang et sous l'influence d'une même cause, la dyscrasie sanguine, théorie séduisante mais qui n'est pas toujours en rapport avec les faits, à commencer par les nôtres. Dernièrement, un médecin allemand, le docteur Julius Mobius (3),

____

(1) *De l'ictère (Revue des sciences médicales)*, 1879.
(2) Etude sur l'ictère grave, 1879.
(3) Les reins dans l'ictère *(Arch. der heilkund)*, 1877.

est revenu sur la question et a publié des résultats tant expérimentaux que cliniques : pour lui quand le rein élimine la matière colorante, cette matière colorante se déposerait dans le rein et précéderait de beaucoup la dégénérescence graisseuse; si l'ictère a duré quelques mois, les vaisseaux se remplissent à leur tour de corpuscules colorés ; plus tard seulement survient la dégénérescence graisseuse et cette dégénérescence, pour le docteur Mobius, serait produite par l'action des acides biliaires sur l'épithélium rénal.

Donc c'est l'ictère qui produit les lésions du rein et c'est la lésion rénale qui secondairement réagirait à son tour sur l'affection et s'opposerait à l'élimination des substances excrémentitielles.

L'opinion du docteur Mobius paraît juste, et a été confirmée par les recherches de MM. Vulpian, Bouchard et tout récemment encore par Decaudin ; mais pour l'admettre dans nos cas, il aurait fallu que le sang de nos malades contienne toujours des acides biliaires, et que l'ictère ait existé depuis longtemps, ce qui n'a pas toujours eu lieu.

Quoi qu'il en soit, dans nos observations, les reins étaient la plupart du temps altérés, ils étaient malades six fois sur dix; belle proportion, puisque sur quarante cas de cirrhose du foie réunis par M. Dickinson (1) et pour la plupart d'origine alcoolique, les reins n'étaient granuleux que dans huit cas, mais il faut dire que chez nos malades les reins étaient surtout congestionnés; ainsi (Obs. VIII), la capsule se détachait facilement, la substance corticale était finement granulée; la substance pyramidale congestionnée ; dans l'observation IV on s'est contenté de signaler la congestion générale des reins. Même injection dans nos observations II et III, les reins étaient en outre volumineux et gonflés, ou bien encore les tubuli étaient remplis d'épithélium granuleux ; on peut donc dire qu'en résumé, les reins étaient malades, mais qu'ils ne présentaient pas un état malade aussi avancé que le foie. Comment expliquer l'altération rénale ?

____

(1) *Med. chir. Transact.*, 1873.

1° Est-ce la dyscrasie sanguine ? En effet, la cirrhose atrophique a détruit le foie et le sang, altéré par la maladie de l'organe hématopoiétique par excellence, non renouvelé, chargé en plus d'éléments excrémentitiels non éliminés par le foie et résultant de la désintégration moléculaire de la cellule hépatique, altéré aussi par l'insuffisance des fonctions digestives et l'absence de nutrition, ce sang nourrit mal le rein qui traduit par la stéatose cette nutrition languissante.

2° Est-ce le passage direct à travers les tubuli de certaines matières excrémentitielles telles que les acides biliaires, la tyrosine, la leucine, etc., car on sait que ces corps peuvent agir comme irritants.

3° Enfin il existe une 3e opinion que nous avons souvent entendu professer par M. Bernhéim (1) et qui nous semble parfaitement expliquer la lésion rénale que nous avons observée : c'est que, dans certains cas, le cœur semble agir sur la fonction rénale, et, dans nos Observations, on ne peut invoquer de meilleure explication. En effet, il ne pouvait être question d'altération du sang, puisque la maladie était généralement latente, ou presque latente, jusqu'à peu de temps avant la mort, et, d'un autre côté, on a toujours constaté l'affaiblissement de la tension artérielle par l'état du pouls et des urines bien avant l'apparition des acides biliaires, quand il y en a eu dans les urines. Et d'ailleurs nous trouverons tout à l'heure la fibre musculaire du cœur dégénérée, le travail de cet organe ralenti ; il y a donc eu stase veineuse, qui a été l'origine de la congestion des tubuli ; les cellules épithéliales tapissant l'intérieur de ces tubuli, se sont gonflées et sont tombées dans les tubes ; la nutrition du rein est devenue languissante et alors a amené à la longue la dégénérescence graisseuse. On aura ainsi une série de lésions en rapport direct avec l'asystolie, lésions dont on peut retrouver, pour ainsi dire, chaque stade dans nos Observations.

CŒUR. — A toujours présenté une certaine dégénérescence graisseuse ; son tissu était pâle, mou, flasque, friable, toutefois sans lésions

____

(1) Leçons cliniques.

d'orifices; son volume paraissait normal, une fois il était plus petit (Obs. III). Dans 6 cas seulement, on a constaté l'altération de la fibre musculaire, et cependant chez nos autres malades, le travail du cœur n'a pas été plus énergique, ce que trahissait les caractères du pouls et de l'urine : aussi on peut avancer que dans notre ictère, l'insuffisance cardiaque n'a pas seulement été subordonnée à la dégénérescence graisseuse, mais qu'il existait encore une faiblesse du cœur, de nature nerveuse, une véritable adynamie nerveuse cardiaque, et la cause peut en être imputée au contact direct d'un sang altéré dans sa composition, qui impressionne tout aussi bien les ganglions moteurs du cœur que le reste du système nerveux.

Sang. —. En parlant du sang dans l'ictère grave, Vulpian s'exprimait ainsi : « En résumé, les lésions qu'on observe le plus ordinairement ne sont pas celles du foie, ce sont les altérations du sang. » Et voici, d'après différents auteurs, quelles seraient ces altérations :

1° Le sang offrirait tous les caractères d'un sang dissous, il est brunâtre, poisseux, et s'infiltre sous forme de taches ecchymotiques, particulièrement sous la peau et les séreuses ;

2° Le globule sanguin perdrait sa forme discoïde, pour prendre la forme sphéroïdale, et il diminuerait en grande quantité ;

3° Il laisserait échapper sa matière colorante qui se concrète parfois sous forme de cristaux ; ces cristaux, M. Ritter a pu les trouver dans les tissus ;

4° Enfin la leucine, la tyrosine, les matières extractives se trouvent dans le sang, et on constate surtout l'augmentation de la cholesterine et des matières grasses.

Toutes ces altérations, nous les avons à peu près rencontrées dans le sang recueilli aux autopsies ; le liquide sanguin était liquide, poisseux, riche en matières extractives, les globules sanguins avaient diminué en grand nombre, mais nous ne pouvons invoquer ici l'action dissolvante des acides biliaires, l'analyse chimique n'ayant pas toujours décelé leur présence ; c'est ici le moment de se rappeler l'explication de

Budd, et on peut dire que la diminution des globules sanguins dans ces cas peut tout aussi bien tenir à la suppression des fonctions du foie, qui, on le sait, aurait un rôle hématopoiétique, et aux troubles digestifs, qui ont toujours préludé d'une façon si intense chez nos malades.

Quant à l'*urée*, il est probable que sa quantité dans le sang a été augmentée, malgré que la diminution de ce principe dans l'urine n'est pas toujours un indice de sa rétention dans le sang, car si le foie est le lieu principal de sa production, comme on est tenté de l'admettre, il arrivera forcément que le foie, qui est au-dessous de sa tâche, en fabriquera moins ; qu'on ajoute à cela les troubles de l'organisme, les troubles d'assimilation et de désassimilation, et nous aurons pour résultat final la diminution de ce principe dans l'urine.

Il n'est pas besoin de signaler l'intérêt qui ressortirait des recherches comparatives de la quantité d'urée dans le sang et l'urine ; on arriverait peut-être à savoir définitivement si l'urée est un principe toxique ou non.

POUMONS. — Présentaient de la congestion et de la tendance aux hémorrhagies ; on a même constaté (Obs. II) l'existence d'ecchymoses sous-pleurales, et la muqueuse des conduits aériens (Obs. VIII) était couverte d'un mucus sanguinolent ; le sang qui s'écoulait à la pression était fluide et poisseux ; la congestion et l'œdème étaient surtout limités dans les lobes postérieurs et inférieurs, ce qui prouve une fois de plus l'insuffisance cardiaque.

ORGANES DIGESTIFS. — Les intestins étaient tantôt rouges, injectés, et le péritoine présentait par places un piqueté hémorrhagique ; tantôt l'estomac présentait une surface injectée par places, mais sans érosions ; dans une Observation de Frérichs, on découvrait dans l'S iliaque quelques ulcérations superficielles de la grosseur d'une lentille, et la muqueuse gastro-intestinale, dans toute sa longueur, était baignée par un liquide sanguinolent.

Ces altérations anatomiques rappellent assez les lésions urémiques

décrites par Treitz et Jaksch, de Prague, dans la néphrite interstitielle.

Dernièrement, encore, avant de procéder à l'autopsie d'un cas type
de néphrite interstitielle, notre savant professeur, M. Bernheim, nous
avait prédit l'existence d'ulcérations intestinales ; l'autopsie a pleine-
ment justifié les prévisions de notre maître ; la muqueuse gastro-intestinale présentait de belles ulcérations siégeant au-dessus de la valvule iléo-cœcale ; c'était, comme nous l'avait expliqué notre maître,
une entérite de nature urémique. Nous nous demandons si les ulcérations observées par Frérichs ne reconnaissent pas une cause semblable
qui a existé dans tous nos cas, de même que le catarrhe gastro-intestinal ; puisque si dans l'ictère grave, il y a vraiment rétention d'urée
dans le sang, cette urée se transforme en carb. d'ammoniaque, et l'ammoniaque, en s'éliminant par les intestins, irriterait la muqueuse gastro-intestinale, et produirait une véritable entérite, pouvant aller jusqu'à l'ulcération, absolument comme dans ce cas de néphrite interstitielle ; ce serait une nouvelle preuve de similitude dans les fonctions pathologiques du foie et du rein.

Mais nous croyons que ce serait aller trop loin que de généraliser
cette doctrine ; la stase veineuse consécutive à la cirrhose suffit pour
expliquer cette ulcération avec le catarrhe.

Pour terminer rapidement ce qui a trait à l'anatomie, nous dirons
que le cerveau a été trouvé relativement sain : on a noté, il est vrai,
un œdème sous-arachnoïdien (Obs. I) et la présence d'un liquide séreux
dans les ventricules latéraux ; les membranes du cerveau étaient modérément injectées, mais disons de suite que toutes ces lésions ne
fournissent pas grande explication aux phénomènes observés.

La peau et les tissus présentaient généralement une coloration
jaune, et, chose remarquable, cette teinte a souvent diminué quand
des symptômes graves se sont accentués.

2° **Considérations sur la Symptomatologie.**

SYMPTOMES

Pourvus maintenant de nos documents cliniques et anatomiques, nous pouvons aborder en toute sûreté l'étude symptomatique de l'affection qui nous occupe.

Nous ne rechercherons que les particularités dignes d'intérêt qui se sont présentées dans nos observations, en nous efforçant de faire ressortir et d'élucider certains signes cliniques qui serviront peut-être au médecin pour prévoir à l'avenir cette terminaison redoutable de la cirrhose atrophique.

DÉBUT. — Le *début* de la maladie a été très variable, mais chez tous nos malades il peut être ramené à deux formes principales : les troubles gastro-intestinaux et les troubles circulatoires ; cependant les premiers semblent avoir dominé la scène ; ils ont consisté en anorexie, mauvaises digestions, vomissements et diarrhées ; dans le cas de Wunderlich, ce sont les symptômes thoraciques qui ont prévalu au début ; dans le cas de Frerichs, les phénomènes de péritonite auraient précédé de 2 ans l'affection du foie, et l'inflammation aurait d'abord gagné la capsule, puis pénétré la substance glandulaire en suivant la gaîne des vaisseaux.

Une deuxième remarque s'applique à l'ictère, qui tantôt a précédé l'ascite, tantôt l'a suivie ; et l'ascite a été elle-même tantôt précédée de l'œdème des extrémités, tantôt cet œdème a suivi l'ascite ; la suffusion ictérique a varié en intensité, une fois à peine apparente, une autre fois très prononcée ; tenant dans un cas à la réaction hémaphéique, dans un autre au pigment biliaire, mais bien plus rarement ; son apparition a parfois longtemps précédé des accidents graves, ou n'avait lieu que lorsque ces accidents étaient déjà déclarés.

Mais, ce qu'il y a eu vraiment de remarquable, c'est ce *mode de début insidieux qui a été presque constant* chez tous nos malades ; ainsi, si nous parcourons nos observations, nous voyons (Obs. I) la maladie latente depuis 3 semaines ; dans l'Observation II, les troubles gastriques ont précédé de 1 mois l'affection de la cirrhose ; le malade qui fait le sujet de l'Observation III, aurait promené dans différentes villes les symptômes précurseurs de son affection, et M. Magnant, qui rapporte l'Observation IV, pense que c'est l'accident (chute dans l'eau) qui serait venu accélérer les accidents de la cirrhose ; le malade de Frerichs se plaignait depuis 7 mois, celui de Wunderlich a eu pendant des mois des alternatives de frissons, de diarrhées, puis la guérison survenant, les accidents reprenaient, et ainsi de suite, jusqu'à ce qu'un beau jour la cirrhose se soit démasquée tout à coup, éclatant avec des symptômes formidables et emportant le malade.

Il est certain que, dans tous les cas, la cirrhose avait été latente, qu'elle avait parcouru ses phases d'une façon insidieuse, pour se relever tout à coup avec une complication terrible ; la cirrhose latente existe, et souvent on rencontre à l'autopsie une cirrhose dont on n'avait pas soupçonné l'existence pendant la vie ; il ne faudrait cependant pas conclure pour cela que l'ictère grave vient toujours compliquer les cirrhoses dont les symptômes ont été tardifs ; il faut attendre que de nouveaux faits viennent à l'appui de cette thèse, et alors on aura toujours lieu de redouter le début insidieux dans cette maladie.

Ces faits remarquables peuvent s'expliquer jusqu'à un certain point, et on peut les rapprocher de ceux que présentent les néphrites. En effet, dans la néphrite parenchymateuse (gros rein blanc), qui évolue rapidement et qui s'accompagne de symptômes hydrémiques et de cachexie, on observe plus rarement l'urémie que dans la néphrite interstitielle (petit rein granuleux) qui dure beaucoup plus longtemps ; de même entre les deux cirrhoses, celle qui dure le plus longtemps, celle qui appauvrit le moins l'organisme, la cirrhose hypertrophique, en un mot, est celle qui aboutit le plus souvent au terme *ictère grave*, tandis que la cirrhose atrophique, qui dure un ou deux ans, tue rapi--

dement par hydrémie ou par cachexie. Pourquoi cela ? parce que : 1° dans la néphrite parenchymateuse aussi bien que dans la cirrhose atrophique, maladies de durée relativement courte, les accidents urémiques ou cholémiques n'ont pas le temps de se produire. 2° On peut croire que *l'ascite, les hydropisies, soustraient au sang une certaine quantité de principes excrémentitiels*, et 3° que dans la cirrhose atrophique, en outre, la cellule hépatique étant malade, la nutrition étant languissante, il se produit moins d'urée et moins de principes excrémentitiels ; mais dans les cas de cirrhoses *latentes*, absolument comme dans les cas de néphrites latentes, sans *phénomènes hydrémiques, sans dyscrasie sanguine*, on peut supposer que les principes excrémentitiels s'accumulent lentement dans le sang, et tout d'un coup, sous l'influence d'une cause quelconque, d'une asystolie, par exemple (chute dans l'eau, Obs. IV), se révèlent par les symptômes formidables que nous connaissons (1).

FORMES. — L'ictère grave une fois déclaré, nous a-t-il offert une allure spéciale ? la cirrhose atrophique lui a-t-elle imprimé un cachet particulier ? Ce tableau clinique n'a guère différé de celui qu'il présente ordinairement, si ce n'est que la coloration ictérique, loin de s'accroître, a au contraire diminué d'intensité à l'approche de la cholémie ; les symptômes gastro-intestinaux se sont principalement montrés, la langue était sèche, les lèvres fuligineuses, les vomissements étaient fréquents (Obs. II et III), Les troubles respiratoires ont surtout consisté en râles sous-crépitants, avec souffle et matité à la base ; les différentes formes de l'ictère grave se sont manifestées ; la véritable forme hémorrhagique ne s'est montrée que dans un seul cas (Obs. de Wunderlich). L'Observation I formait un ensemble de symptômes nerveux et hémorrhagiques ; de sorte qu'on peut dire que chez presque tous nos malades, c'est le système nerveux cérébro-spinal qui a été le plus impressionné ; c'était tantôt le tableau complet d'une adynamie profonde ; abolition des réflexes, somnolence, abattement, visage pâle ,

---

(1) Conférences cliniques de M. Bernheim.

perte de sentiment, urines et selles involontaires ; c'était tantôt les phénomènes ataxiques; le malade, plongé dans une grande agitation, les yeux hagards, se jetait de côté et d'autre (Obs. II), ou bien ses yeux étaient largement ouverts, et le globe oculaire s'enfonçait sous les paupières (Obs. III), et sa tête oscillait vers l'une ou l'autre épaule. — Dans la forme hémorrhagique, ce sont les épistaxis qui se sont montrés le plus souvent; les autres suffusions sanguines telles que pétéchies, purpura, n'ont pas été rares ; *l'expectoration sanglante*, qui d'habitude a lieu moins fréquemment , a été constatée dans deux de nos cas.

TEMPÉRATURE ET POULS. — La marche de *la température et les caractères du pouls* méritent d'être signalés ; *chaque fois que les symptômes graves approchaient*, le thermomètre accusait *une élévation de. température* qui se montrait irrégulièrement : le *pouls en même temps s'accélérait.* et cette accélération persistait toujours jusqu'à la mort ; dans l'Obs. III, où la température n'a guère dépassé la normale, le pouls est resté élevé; il était en général mou, petit, fréquent et assez régulier.

URINES. — Les *urines* nous ont présenté des caractères particuliers ; leur coloration n'a pas beaucoup varié, elles étaient d'un rouge brun, ou d'un brun acajou; la présence du pigment biliaire n'a été constatée que trois fois ; l'urine des autres malades offrait la réaction hémaphéique, c'est-à-dire que sous l'influence de l'acide nitrique, elle devenait d'un rouge brunâtre comparable à l'acajou vieilli ; aussi on peut conclure de suite que les accidents appelés cholémiques ne sont pas toujours dus à l'accumulation des principes biliaires dans les tissus , et que le syndrôme, dit à tort ictère grave, peut exister sans ictère.

La *quantité des urines* a constamment *diminué* à l'approche des symptômes graves ; l'Observation II en est un exemple frappant; les urines qui, au 11 avril, mesuraient 680 c. cubes, sont tombées deux jours après, c'est-à-dire le 14, au chiffre de 325 c. cubes; chez presque tous nos malades, les urines, quelques jours avant la mort, devenaient de plus en plus rares, et cette diminution dans la quantité des urines était toujours en raison inverse de la gravité des phénomènes toxiques.

Leur *densité* était augmentée et a oscillé entre 1025 et 1032.

Leur *réaction* était acide ou faiblement acide.

Le *taux de l'urée* a constamment diminué à l'approche de l'acholie ; les différents procédés de dosage de l'urée ont été employés, et si nous prenons le procédé Yvon, par exemple, comme terme de comparaison, nous trouvons que l'urée a varié entre les chiffres 12, 10 et 14,74, une fois elle est tombée jusqu'à 5,05.

Cette diminution de l'urée coïncidait avec une diminution dans la quantité des urines, et *contrastait au contraire avec une augmentation dans la température*, phénomène frappant qui mérite d'être signalé et qui devient un signe clinique précieux : car on sait que le taux de l'urée s'élève habituellement avec le thermomètre ; en même temps que cette diminution de l'urée, on a observé une *augmentation de la leucine et de la tyrosine*.

Comment interpréter ce fait : l'urée est un produit de désassimilation azotée, et le foie est le lieu principal de sa production ; pendant la fièvre, le foie exagère momentanément sa fonction, et ainsi augmente le chiffre d'urée excrétée ; dans la cirrhose atrophique, sous l'influence d'une poussée inflammatoire, la température s'exalte, mais ne peut-on pas admettre que la cellule hépatique étant au-dessous de sa mission, transforme imparfaitement les matières albuminoïdes en urée ; ce principe ne se retrouvera plus qu'en petite quantité dans les urines, et à la place de l'urée, peut-être passeront dans l'urine des produits intermédiaires, moins élevés dans la série, comme la leucine et la tyrosine ; qu'on nous pardonne cette interprétation, qui nous a semblé assez juste pour être appliquée à la cirrhose atrophique.

L'*albumine* s'est rencontrée en minime quantité ; faut-il mettre ce produit sur le compte de l'affection rénale, ou y voir l'indice d'une affection plus profonde? pour M. Murchison (1), la compression des veines rénales par le liquide ascitique suffirait pour faire passer dans les urines une certaine quantité d'albumine.

3° Considérations sur le diagnostic et le pronostic

De l'étude précédente, portant sur un champ aussi restreint, peut-on tirer quelques circonstances, quelques signes cliniques qui permettront au médecin d'entrevoir cette évolution si terrible de la cirrhose atrophique ? Nous avons déjà remarqué le mode de début si insidieux, ajoutons à cela la courbe thermométrique, avec un pouls sans cesse rapide, petit, mou, régulier ou irrégulier ; notons, à l'approche des accidents, cette diminution si considérable dans l'excrétion de l'urée, coexistant avec l'augmentation de la température et avec l'accroissement du chiffre des matières extractives, et le clinicien aura à sa disposition quelques bons indices qui lui permettront de réserver son pronostic et de redouter dans un avenir plus ou moins prochain une terminaison, plus fréquente qu'on ne l'a supposé jusqu'ici, d'une maladie aussi commune que la cirrhose atrophique.

Au commencement de notre travail nous avons opposé la cirrhose atrophique à la cirrhose hypertrophique, nous avons groupé aussi bien que possible les faits anatomiques et cliniques spéciaux à chacune de ces maladies ; or, nous avons pu voir, depuis que nous parcourons nos observations, que la ligne de démarcation que nous avons tracée n'est plus déjà si nette, puisque nous avons appris à connaître que le syndrôme ictère grave, peut, tout aussi bien compliquer, moins fréquemment encore, il est vrai, la cirrhose atrophique ; et nous savons depuis longtemps que l'ictère simple peut l'accompagner. Il reste sans doute le faible volume du foie, l'ascite, le réseau veineux sous-cutané abdo-

---

(1) *Leçons sur les maladies du foie.*

minal, qui sont propres à notre cirrhose, mais qui ne sait que la sclérose hypertrophique, surtout à sa période terminale (et supposons qu'on examine un malade pour la première fois à cette période), peut aussi donner lieu à l'ascite et au développement des veines sous-cutanées abdominales ; l'hypertrophie du foie n'est pas alors toujours facile à reconnaître et la durée de la maladie qui lui est spéciale, peut être précipitée comme dans l'observation que nous allons reporter, et qui contient pour nous plus d'un enseignement au point de vue du diagnostic différentiel.

Cette observation a été lue à la Société médicale des hôpitaux dans la séance du vendredi 9 janvier 1880, par M. le docteur Vallin, médecin principal au Val-de-Grâce.

OBSERVATION

Le 15 avril 1878, on apporte d'urgence dans mon service, au Val-de-Grâce, un homme présentant une teinte ictérique, dans un état d'adynamie extrême, et avec l'aspect cholériforme.

Voici les renseignements que j'ai recueillis sur ce malade : c'est un soldat de la garde républicaine, très fortement constitué ; il n'est ni buveur, ni syphilitique, et il a joui jusqu'à ces jours derniers d'une santé excellente. Il a éprouvé, il y a deux mois, un grand chagrin, à la perte de sa mère, et ne sait à quelle autre cause attribuer sa maladie.

Le 5 avril, il ressentit de l'abattement, de l'anorexie ; il avait une teinte légèrement ictérique, ses selles étaient décolorées ; la veille encore, il avait fait son service ; on lui donne un vomitif, puis le lendemain un purgatif ; le malade, qu'on supposait atteint d'un simple ictère catarrhal, fut gardé à la chambre pendant plusieurs jours.

Du 6 au 14, son état resta stationnaire ; il circulait tout le jour dans la caserne, sans fièvre, prenant un peu de nourriture, et se considérant comme simplement indisposé.

Dans la nuit du 14 au 15, à une heure du matin, le malade est réveillé par des douleurs très vives dans l'hypogastre ; il se sent extrêmement faible, et a un frisson avec tremblements qui dure plusieurs heures ; il se rend avec grand'peine aux latrines, rend des matières décolorées liquides ; il a des nausées, du vertige, et il est retenu par un camarade au moment où il allait tomber sans connaissance.

A sept heures du matin, le médecin de son corps le trouve dans une grande prostration, accusant dans l'hypogástre une douleur atroce qui augmente par les effets de la défécation.

Le malade dit ne pouvoir uriner depuis la veille au soir, et le cathétérisme amène plus d'un litre d'une urine ictérique. Pour calmer la douleur qui est atroce, on fait deux injections de morphine, et le malade est envoyé à l'hôpital, où je le vois à 4 heures du soir dans l'état suivant :

Une teinte jaune clair, franchement ictérique, couvre son corps. Le facies est très altéré, hypocratique, l'intelligence est paresseuse et nette, le malade répond aux questions quand on le presse fortement ; mais il est somnolent, et ses yeux se ferment même pendant qu'il donne tous les renseignements qui le concernent.

L'anxiété est extrême, le malade a des hoquets et des nausées, de la jactilation ; l'aspect général est celui d'un cholérique. Pouls filiforme ; le nez et la langue sont un peu froids, la chaleur des membres est normale, la température axillaire est de 37°,8.

Sa langue est blanche, pâle, humide ; soif vive, nausées incessantes, et ces efforts amènent de temps en temps un peu de bile verte ; le malade a rendu dans la journée une selle diarrhéique, verdâtre, de 30 à 40 gr. Le ballonnement du ventre est presque nul ; la palpation abdominale est légèrement douloureuse : la douleur est assez vive à la région hypogastrique, à peu près nulle à la pression dans l'hypocondre droit. Pas de tumeur appréciable. Matité hépatique peu étendue ; elle mesure sur la ligne mamillaire 8 centimètres, et cesse à 2 centim. au-dessous du rebord costal. Pas d'épanchement appréciable dans la poitrine. Badigeonnage au collodion sur l'abdomen ; glace à l'intérieur. Vin de Bagno s. Potion morphinée.

Le 16 avril. — Insomnie et anxiété toute la nuit. Même état. Anorexie complète. Le malade n'a pas uriné depuis 24 heures. Les vomissements de bile, nausées, hoquet, continuent toute la journée ; une selle involontaire, volumineuse, pultacée, colorée en vert foncé. Pas d'ecchymoses ni d'hémorrhagies. Prostration extrême. La somnolence est continuelle. Pouls filiforme. algidité accompagnée de sueurs profuses. Mort le 16, à 11 heures du soir.

Autopsie 33 heures après. — Intégrité parfaite des organes thoraciques.

Abdomen. — Péritonite aiguë. Toute la surface du péritoine est recouverte de flocons purulents et filamenteux ; la surface des intestins est rouge par places, et çà et là des anses intestinales sont agglutinées. Les adhérences sont molles et se déchirent facilement.

A la face convexe du foie, et particulièrement de chaque côté du ligament supérieur, on trouve des fausses membranes très molles, recouvertes d'un enduit pultacé, crémeux ; quelques-unes de ces plaques forment des petites loges infiltrées de pus.

M. B.   6

Le foie est de volume normal, fortement coloré en vert. Poids 1,900 gr. Sa surface est recouverte de flocons purulents. La vésicule, distendue par une bile verdâtre, a 8 cent. de longueur ; elle ne contient pas de calculs ; elle n'est ni colorée, ni perforée ; une sonde passe parfaitement dans le canal cholédoque. A la coupe, le tissu est lisse. peu friable ; à la périphérie, dans une zone de 1 à 2 cent., les espaces périlobulaires sont fortement injectés et très distincts ; ailleurs le tissu a une teinte gris verdâtre presque uniforme et l'aspect lobulaire est peu marqué ; en certains points, il s'écoule à la coupe un peu de bile des canaux biliaires, qui ne contiennent pas de calculs.

Reins d'apparence normale ; rate assez volumineuse, un peu molle, pesant 300 gr.

L'autopsie ne révéla aucune perforation qui pouvait être la cause de la péritonite. L'examen histologique du foie, qui pouvait seul expliquer le mode de développement, révéla ce qui suit à M. Vallin : « L'accumulation d'une grande quantité de noyaux embryonnaires formant comme des gaînes autour des canalicules biliaires, des artérioles et des veinules, non seulement dans les espaces interlobulaires, mais dans l'intérieur même des lobules ; les cellules semblaient en voie de prolifération et de segmentation ; ce travail irritatif avait donc envahi tous les éléments constitutifs de l'organe ; il y avait non seulement périangiocholite, périarterite, periphlébite, mais encore prolifération du parenchyme hépatique lui-même (1). »

Pour M. Vallin, comme pour tout le monde, il n'y a pas de doute, l'acholie a eu une certaine part dans la terminaison fatale, malgré la complication péritonéale ; mais nous ne voyons pas pourquoi M. Vallin est tenté de présenter cette observation comme un cas de *cirrhose hypertrophique aiguë*, nous serions plutôt tenté de considérer ce foie comme atteint de cirrhose mixte à marche rapide, en raison de la complication péritonéale ; et nous le comparerions volontiers au foie dont nous avons décrit la lésion dans un de nos chapitres précédents ; et il nous sera facile de prouver notre assertion, en répondant par une

---

(1) Nous ne rapportons pas l'analyse histologique complète de ce foie qui a été faite par M. Kelsch, professeur d'histologie à la Faculté de Lille ; nous en avons rapporté les traits principaux qui suffisent amplement à l'étude que nous voulons en faire.

objection à chaque argument qu'apporte M. Vallin en faveur de son opinion. En effet : 1° le foie ne pesait que 1,900 grammes, poids que Frérichs donne comme normal et qui n'est généralement pas le poids de la cirrhose hypertrophique ; 2° la lésion était aussi bien limitée autour des vaisseaux qu'autour des canalicules, c'était autant une périphlébite qu'une angiocholite ; 3° la cirrhose annulaire avait contribué à amener la dégénérescence granulo-graisseuse des cellules hépapatiques ; 4° nous savons maintenant que l'ictère grave peut tout aussi bien terminer la scène dans la cirrhose atrophique ; enfin 5° nous ne voyons pas pourquoi le foie ne se serait pas plutôt atrophié qu'hypertrophié si une poussée de péritonite aussi aiguë n'avait emporté le malade.

Toutes ces raisons, nous le répétons, nous portent à croire que les deux cirrhoses ont envahi simultanément ce foie, et nous pouvons ajouter ce cas à celui qui fait le sujet de notre observation III ; nous avons en vain cherché des observations analogues, mais d'autres faits semblables ne tarderont pas à venir ajouter à ceux-là et nous pouvons dès maintenant conclure que la *distinction des deux cirrhoses n'est pas aussi rigoureuse* qu'on pourrait le croire, et que le diagnostic différentiel entre ces deux maladies est loin d'être tranché.

Nous n'avons qu'un mot à dire du pronostic : il est toujours fatal ; la maladie, en effet, dans tous nos cas, s'est terminée par la mort ; et malheureusement il n'en peut être autrement, car le syndrôme ictère grave ne survient que lorsque l'insuffisance hépatique est arrivée à son terme extrême.

4° Etiologie.

Si nous essayions de rattacher notre symptôme ictère grave aux causes qui ont paru lui donner naissance, nous n'arriverions qu'à des conclusions erronées pour ce qui concerne ce diagnostic.

Trois des malades ont été frappés de la fièvre intermittente, dont deux en même temps étaient alcooliques; cinq ont fait des excès de boissons.

La cause de l'affection chez les autres a été inconnue ou a été rattachée à un refroidissement (Obs. de Murchison et de Magnant). Que penser de toutes ces causes? On peut admettre sans doute qu'elles peuvent concourir au développement de la maladie; qu'elles peuvent jouer le rôle de cause déterminante, mais on ne peut certainement pas rattacher une complication aussi redoutable que l'ictère grave à une cause aussi commune telle que la fièvre intermittente ou l'alcoolisme; la cirrhose classique sans complication de cholémie se développe exactement dans les mêmes conditions; quant à l'embarras gastrique qui a présidé au début de toutes nos affections d'une façon plus intense que d'habitude, jouerait-il un rôle plus efficace? c'est ce que les observations ultérieures établiront. Mais jusqu'ici, nous le répétons, toutes ces causes sont peu importantes au diagnostic, et la véritable étiologie nous échappe.

5° Traitement.

Nous n'avons pas à faire ici la thérapeutique de la cirrhose; malheureusement contre l'ictère grave, contre l'infection du sang, nous ne pouvons rien. On surveillera le cœur, on maintiendra autant que possible et par tous les moyens que nous avons à notre disposition, la contractilité cardiaque, et par l'intermédiaire du cœur on favorisera l'intégrité des fonctions rénales, et par suite l'élimination des principes toxiques.

On fera de la médication symptomatique qui variera suivant les troubles qui se manifesteront.

On donnera enfin tous les agents toniques pour réparer la nutrition et la sangnification si compromises dans cette maladie; mais, en somme, le traitement ne pourra être que palliatif.

TROISIÈME PARTIE

Pathogénie.

Nous avons déjà essayé durant le cours de ce travail, de faire la physiologie pathologique des troubles anatomiques et cliniques que nous avons étudiés ; mais nous ignorons toujours la véritable cause pathogénique de la maladie, sa véritable nature ; bien des hypothèses ont déjà été mises en avant, bien des expériences ont été entreprises pour expliquer les désordres qu'engendre l'ictère grave considéré soit comme entité morbide, soit comme symptôme ; passons rapidement quelques-unes de ces théories en revue, et recherchons si elles peuvent expliquer d'une manière satisfaisante des accidents redoutables qui ont terminé la cirrhose atrophique.

1º La théorie de l'urémie pourrait être rationnelle ; l'analyse des urines nous a démontré la rétention du principe urée dans le sang ; mais nous avons déjà fait remarquer bien souvent que le foie et l'organisme malade en fabriquaient d'abord bien moins que dans les conditions normales : puis l'urémie ne nous rend compte ni des symptômes hémorrhagiques, ni dela forme délirante qui, rare dans l'urémie, s'est montrée le plus souvent dans nos cas ; de plus la température, ordinairement abaissée dans l'urémie, est restée constamment élevée.

L'uricémie serait justiciable des mêmes objections.

2º L'exsudation séreuse sous-arachnoïdienne, qui, pour Herle et Buhl, est la cause de l'ictère grave, a presque toujours fait défaut dans nos analyses ; d'ailleurs elle n'expliquerait pas plus les phénomènes hémorrhagiques.

3º Faut-il invoquer une altération du sang, une toxhémie ? Mais de quelle nature est cette toxhémie ? Ce n'est pas l'urée. Est-ce la bile ? Y a-t-il une cholémie ou une cholétoxhémie ?

D'abord, M. Ritter n'a trouvé, la plupart du temps, ni pigment biliaire, ni acides biliaires, dans l'urine de nos malades, et l'examen microscopique n'a pas démontré qu'il y eut toujours obstacle au déversement de la bile ; mais supposons qu'il y ait eu résorption, comme chez le malade de notre observation IV, est-il bien prouvé que la bile ait une action toxique ; M. Vulpian en a injecté jusqu'à 20, 40, 60 gr. par jour à des animaux, sans donner lieu à des accidents permanents ; MM. Feltz et Ritter, à la suite de l'injection des acides biliaires, ont observé des accès convulsifs ; ils ont vu le globule sanguin perdre son élasticité et présenter une certaine tendance à la diffluence ; mais nous ne trouvons dans aucun des résultats le tableau des symptômes ataxo-adynamiques présenté par nos malades ; d'ailleurs, comme le fait remarquer M. Vulpian, on ne peut comparer les injections de bile pure chez les animaux à la résorption de la bile chez l'homme, qui n'est pas résorbée en nature, mais bien par une dissociation moléculaire.

4° Une autre théorie, la cholesterémie de Flint, ne nous édifie pas plus ; le sang de nos malades renfermait, il est vrai, une plus grande quantité de cholesterémie, mais Krusenstein, avec MM. Feltz et Ritter ont suffisamment prouvé que l'accumulation dans les tissus de ce produit de la désassimilation nerveuse ne produit pas d'accidents nerveux mortels.

En somme, toutes ces théories sont passibles d'objections sérieuses ; aucune, prise isolément, n'explique l'ensemble des troubles observés et cependant chacune d'entre elles contient un élément dont il faut tenir compte ; on peut donc conclure que c'est une cause complexe qui a engendré l'ictère grave, que c'est une véritable intoxication à laquelle concourent plusieurs éléments, qui seule a pu créer ces désordres si variés que nous avons eu sous les yeux. Ces différentes causes, nous les connaissons, nous les avons étudiées, et si nous voulons les récapituler, nous ne pouvons mieux faire que de citer les conclusions de M. le professeur Vulpian, conclusions parfaitement applicables à l'ictère grave dans la cirrhose atrophique : « La viciation du sang, dit ce savant professeur, due aux altérations structurales et fonctionnelles du foie, sont assez complexes ; elle reconnaît trois causes principales : 1° des troubles de l'hématose hépatique ; 2° la présence du pigment biliaire dans le sang ; 3° la pénétration dans ce même liquide des principes provenant de la décomposition des substances azotées, soit de celles qui sont amenées au foie par le sang, soit de celles qui entrent dans la constitution des aliments de l'organe.

Ce n'est pas tout ; le sang ainsi altéré sort du foie, se jette dans la veine cave inférieure, et de là arrive au cœur pour passer dans les poumons, revenir au cœur, et se distribuer ensuite à toutes les régions du corps. Si l'on réfléchit aux altérations qu'a subies primitivement dans le foie le liquide sanguin, il est facile de comprendre que des troubles de nutrition peuvent se produire dans tous les organes dont les éléments anatomiques entrent ainsi en conflit avec un sang vicié, de là une nouvelle cause d'altération de sang qui revient au foie plus vicié qu'auparavant, pour subir encore dans le tissu hépatique de nouvelles modifications morbides et s'altérer ainsi progressivement de plus en plus ».

Si les reins restaient sains, ainsi que le fait remarquer le même auteur, les produits anormaux que nous connaissons et qui altèrent le sang pourraient encore être rejetés en dehors en grande partie en dissolution dans l'urine et alors il se ferait « ainsi une réparation relative du sang qui pourra retarder ou même empêcher les accidents nerveux », mais nous avons vu chez nos malades, les reins congestionnés entraver l'élimination des éléments excrémentitiels ; de plus la quantité d'urine diminuait, l'urine se concentrait tous les jours davantage ; la rate tuméfiée ne fonctionnait plus, ce qui augmentait encore l'insuffisance de l'hématopoièse ; le cœur à la fois était frappé dans sa contractilité, et le pouls petit, filiforme, trahissait et l'insuffisance cardiaque, et la parésie vasculaire, toutes causes diminuant encore la tension sanguine, amenant la concentration plus grande de l'urine, et favorisant par conséquent la rétention dans les tissus des produits toxiques. Telle est, dans l'état actuel de la science, l'interprétation la plus rationnelle des phénomènes qui ont constitué l'ictère grave dans la cirrhose atrophique ; en somme, il y a un seul élément qui a manqué le plus souvent, c'est l'*ictère* ; aussi, avant de terminer nous nous permettrons de faire quelques remarques sur le mot *ictère grave* qui nous paraît peu propre à désigner l'ensemble des symptômes que nous avons eu l'occasion d'observer ; si nous l'avons conservé, c'est faute de mieux ; mais il est évident que ce terme a été parfois insuffisant, dans nos cas, par exemple, où il y avait de tout, excepté de la jaunisse. Les expressions *acholie, cholémie*, etc., ne sont pas plus heureuses, parce qu'elles n'envisagent qu'une partie des fonctions du foie ; le mot *anhépatie*, proposé par M. Mossé, aurait au moins le talent d'exprimer l'ensemble de l'insuffisance des fonctions du foie ; il serait au foie, ce que le terme asystolie est au cœur ; malheureusement, il n'a pas le don de plaire, et on est bien obligé de conserver le terme ictère grave jusqu'à nouvel ordre.

RÉSUMÉ

Il existe aujourd'hui deux groupes de cirrhoses : 1º la cirrhose atrophique, dite aussi cirrhose veineuse, et la cirrhose hypertrophique, dite aussi, par opposition à la première, cirrhose biliaire.

Dans l'une, l'inflammation est surtout limitée autour des radicules de la veine porte, c'est une périphlébite ; dans l'autre, l'inflammation est circonscrite autour des canalicules biliaires, et affecte ces canalicules eux-mêmes ; c'est une péri ou angiocholite.

L'une est caractérisée cliniquement par l'ascite, l'autre par l'ictère. Dans la cirrhose hypertrophique, c'est l'ictère grave qui termine ordinairement la scène ; dans la cirrhose atrophique, c'est la cachexie, ce sont les désordres gastro-intestinaux ; quand c'est l'ictère grave, c'est l'exception, c'est la grande exception ; tous les auteurs le reconnaissent.

Les observations prises coup sur coup à la clinique de Saint-Charles, ajoutées à celles qui sont éparses dans la science, démontrent que l'ictère grave n'est déjà pas une terminaison aussi exceptionnelle qu'on veut bien le dire, de la cirrhose atrophique.

Et pourquoi en serait-il autrement, puisque l'ictère grave n'est plus considéré aujourd'hui comme une entité pathologique, mais bien comme un syndrôme commun à toutes les affections hépatiques.

Les lésions anatomiques observées chez les individus morts d'ictère grave, dans la cirrhose atrophique, ont été multiples et ont intéressé presque tous les organes de l'économie. Le foie a présenté ordinairement les caractères de la cirrhose atrophique ; dans un cas, le microscope nous a révélé un aspect remarquable, et ce cas, joint à celui qu'a publié récemmen M. le docteur Vallin, médecin principal au Val-de-Grâce, ouvre à l'étude de la cirrhose un horizon nouveau.

L'affection dans sa marche a présenté des manifestations intéressantes ; nous avons assez souvent fait remarquer les débuts insidieux, les oscillations de chiffre de l'urée, les relations de ce principe avec la courbe thermométrique et avec les proportions des matières excrémentitielles, nous avons souligné les caractères du pouls, etc., et toutes manifestations qui seront d'excellents indices pour permettre au médecin de réserver son pronostic, d'assurer son diagnostic, et de prévoir la terrible complication de l'ictère grave dans la cirrhose atrophique.

Il ressort de notre travail deux points d'une importance capitale : 1° la distinction anatomique entre les deux cirrhoses est loin d'être rigoureuse (cas de cirrhose mixte); 2° au point de vue clinique, la ligne de démarcation tracée entre ces deux maladies n'est pas encore parfaitement délimitée.

Le pronostic malheureusement est toujours fatal, l'ictère grave trahissant l'insuffisance hépatique arrivée à son degré extrême.

L'étiologie, dans nos cas, n'a pas une grande importance pour le diagnostic.

Le traitement ne peut être que palliatif.

La pathogénie est complexe : c'est le concours de plusieurs éléments, moins cependant l'ictère, qui fait naître l'ictère grave dans la cirrhose atrophique ; l'accumulation dans le sang des déchets azotés, paraît cependant jouer le plus grand rôle dans la production des accidents toxémiques.

Le terme ictère grave est aujourd'hui insuffisant, il ne rend pas la diversité des troubles résultant de la complexité des fonctions de la glande hépatique.

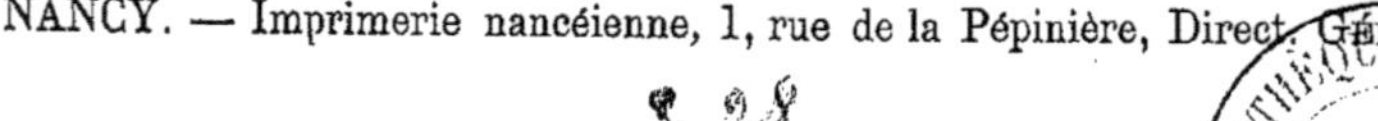

NANCY. — Imprimerie nancéienne, 1, rue de la Pépinière, Direct. GÉRHART.